《神農本草經》版本通鑒

第一册

明萬曆盧復輯復本《神農本草經》
清康熙過孟起輯復本《神農本草經》
日丹波元簡輯復本《神農本草經》
清嘉慶孫星衍、孫馮翼輯復本《神農本草經》

主　編◎錢超塵　楊東方
副主編◎楊明明　張　勛

北京科學技術出版社

圖書在版編目（CIP）數據

《神農本草經》版本通鑒. 第一册 / 錢超塵，楊東方主編. -- 北京 : 北京科學技術出版社，2025.

ISBN 978-7-5714-4359-7

Ⅰ. R281.2

中國國家版本館CIP數據核字第20251ZJ133號

策劃編輯：侍　偉　吴　丹
責任編輯：劉　雪　吴　丹
責任校對：賈　榮
責任印製：李　茗
出 版 人：曾慶宇
出版發行：北京科學技術出版社
社　　址：北京西直門南大街16號
郵政編碼：100035
電　　話：0086-10-66135495（總編室）　0086-10-66113227（發行部）
網　　址：www.bkydw.cn
印　　刷：北京建宏印刷有限公司
開　　本：787 mm × 1092 mm　1/16
字　　數：118千字
印　　張：35.75
版　　次：2025年6月第1版
印　　次：2025年6月第1次印刷
ISBN 978-7-5714-4359-7

定　　價：398.00元

#《〈神農本草經〉版本通鑒》編纂委員會

主編　錢超塵　楊東方

副主編　楊明明　張勛

編委　楊興亮　錢沛涵　付鵬　莊文元　蘇星菲　王翠翠　陳一凡　王瑞澤　韓宇昌　周寧軼　明揚

前言

《神農本草經》，又名《神農本草》《本草經》。該書熔鑄了漢以前歷代醫藥學家的勞動成果，東漢時彙編成書，是最早的藥物學著作，一向被視爲醫學經典之一。惜早已散佚。學術界普遍認爲，最早輯佚此書的是南宋王炎（一一三七—一二一八）。惜其輯本已不存，只有《本草正經序》傳世，全文如下：

《本草》舊三卷，藥三百六十有五種。梁陶弘景附《名醫别録》，亦三百六十有五種，分七卷。唐顯慶中，蘇恭增百十有四種。國朝開寶中，盧多遜重定，增百三十有二種。嘉祐中掌禹錫補注，附以新補八十有二種，新定十有七種，合一千七十有六種，分爲二十有一卷。新舊混并，經之本文遂晦。今摭舊輯爲三卷，序之曰：

衣有蔽膝，樽有玄酒，樂有土鼓、葦籥存古也。存古者何？不忘初也。世莫古于上古，人莫聖于三皇。伏義有《易》，神農有《本草》，黄帝有《素問》等書，醫在後世爲方技，古則聖人濟天下之仁術也。古書竹簡火于秦，《易》以卜筮存，《本草》《素問》以方技存，其天乎！西漢去古未遠，班固《藝文志》序醫四種，三十有六家，獨弃《本草》不録。淮南王安曰：神農嘗百草滋味，一日遇七十毒，醫方始興。時重樓緩少誦醫經本草方，衍數十萬言。平帝元始五年，舉天下通醫術者，吏爲駕軺傳，遣詣京師。時重本草如此，固不可録，何也？梁《七録》始載《神農本草》三卷。或者謂初未著文字，師學相傳，謂之本草，頗疑其不然。今考其書，論藥性温凉、味甘苦多异，殆古人所附益，非本文。

古之人能謹起居、薄滋味、寡嗜欲，故受病少。醫又神聖，則用藥三百六十五種有餘矣。後之人不能攝生，風、濕、寒、暑侵其肌膚，勞苦無極，弊其筋骨，飲啖無度，傷其腸胃，嗜欲無已，竭其精髓，故受病多。醫又工非和、緩，巧非扁鵲、倉公，故用藥一千七十有六種，而猶若不足。是以删取本文三篇以存古，又以儆庸醫。和、緩已遠，扁、倉不生，藥視古三倍，庸醫借此射利。幸而中，攘臂有矜色。不中，病者死。醫蓋自如，與操刃殺人者相去幾何？噫！（《雙溪文集》卷九，舒大剛主編《宋集珍本叢刊》第六十三册，綫裝書局，二〇〇四年版，第一二三—一二四頁）

王炎在序中主要闡述了輯佚的原因，至于輯佚的方法、使用的材料等都未涉及，這是十分遺憾的。

現存最早的輯本爲明盧復的輯本。到了清代，輯本更多，現存的有康熙二十六年（一六八七）過孟起輯本（殘）、嘉慶四年（一七九九）二孫（孫星衍、孫馮翼）合輯本、道光二十四年（一八四四）顧觀光輯本、道咸年間黄奭輯本、光緒十年（一八八四）王闓運輯本、光緒十八年（一八九二）姜國伊輯本、光緒二十年（一八九四）王仁俊輯本等。同時，日本也産生了很多輯本，現存的有日本寬政八年（一七九六）丹波元簡輯本、日本文政七年（一八二四）狩谷望之輯本、日本嘉永七年（一八五四）森立之輯本等。由于輯者的認識不同，各種輯本在卷帙、内容等方面存在一定的差异。爲了更好地呈現《神農本草經》的面貌，在錢超塵先生的帶領下，我們對民國及以前的重要版本加以彙編、影印，并附以提要。

楊東方

目録

明萬曆盧復輯復本《神農本草經》

楊東方

提　要

盧復，字不遠，號芷園，浙江錢塘（今浙江杭州）人，明代醫家，主要生活于萬曆年間（一五七三—一六二〇）。盧復著作頗豐，其所著《醫種子》影響較大，該書共包含四部分内容：「一爲《醫經種子》，集《本草經》《難經》；一爲《醫論種子》，集《傷寒論》《金匱要略》；一爲《醫方種子》，集仲景方，附薛己方、杜本舌法；一爲《醫案種子》，集《扁鵲倉公傳》，附薛己醫案，及嘉靖中撫州易大艮《思蘭醫案》十八首」（曹禾《醫學讀書志》卷下「明盧氏之頤」條）。盧復之子盧之頤繼其學，亦名醫，所著《本草乘雅半偈》録有盧復的不少醫論。

《醫種子》裹的《本草經》即盧復所輯《神農本經》。據盧復自述，該書的輯復始于明萬曆三十年（一六〇二），直至明萬曆四十四年（一六一六）纔完成，歷時十四年。由此可見盧復工作之認真。

盧復没有闡述輯復的方法。關于盧復本中藥物目録及條文的來源，後世學者多有探討。如日本丹波元堅在爲森立之所輯的《神農本草經》作序時就談道：「明盧不遠有見于斯，摘録爲編，以收入于《醫種子》中。然不遠本無學識，徒采之李氏《綱目》，紕繆百出，何有于古本乎？」經考證，其「徒采之李氏《綱目》」的説法不實，盧復本條文是根據《證類本草》之黑底白文輯出。丹波元堅之兄丹波元胤認識正確：『盧不遠從《證類本草》録出經文，刻之于《醫種子》中。』但目録依據的則是《本草綱目》第二卷所載的『神農本草經目録』。對此，森立之在爲自己輯本作序時評述：『而《綱目·序例》，載《本草經》上藥百二十品，中藥百二十品，下藥百二十五品目録。明盧復《醫種子》本依之，妄意條析，以充《本經》三卷之數，則僭妄不足據矣。』實際上，《本草綱目》第二卷所載的『神農本草經目録』并不是李時珍僞造，而是有古本依據的，具體參見顧觀光本提要。當然對此也有不同的觀點，如龍伯堅在《現存本草書録》中就認爲盧復依據的不是《本草綱目》，而是『當時正在流行着這一目録，故李時珍、盧復都取作根據』。

整體看來，作爲現存的第一個《神農本草經》輯本，盧復本具有重要的學術價值。日本著名漢方學家、本草學家鈴木良知（一七六一——一八一六）在《神農本經解故發題》云：『奈何其積二千年，經數百人，衆藥淆亂，三品失序，無一人表章《本經》。不遠盧復氏悲焉。覃思十四年。依《本草綱目》所載《古本草目録》，録《證類本草》所收白字之藥。仍舊分上、中、下品。名之曰《神農本經》。使歷代醫家所未睹者，一旦頓還其舊觀矣。則其撰次之功，不亦大乎？』

當然，盧復本的出現也帶來了新的問題，那就是《神農本草經》的名稱問題。丹波元胤指出：『陶弘景稱《本草經》《本經》者，蓋對《録》而言之，非《農經》（引者注：即《神農本草經》）之原目也。盧不遠從《證類本草》録出經文，刻之于《醫種子》中，題曰「神農本經」。張石頑《逢原》、滕可齋《會通》亦承其誤。近世醫家，亦不特以《録》弘景之書，有以《本經》《農經》之原目者，并以附訂焉。』（《柳沜文稿·〈名醫别録〉非陶弘景所撰辯》）

該本作爲《醫種子》子目書，于明泰昌元年（一六二〇）刊刻，在國内雖已散佚，但流傳到了日本，并被刊刻了兩次，現存版本也主要爲這兩種和刻本：日本寬保三年（一七四三）泉屋卯兵衛刻本（簡稱寬保本）、日本寬政十一年（一七九九）橘黄堂刻本（簡稱橘黄堂本）。其中橘黄堂本爲鈴木良知刊刻，所用底本是日本藏書家木村孔恭（一七三六—一八〇二）所藏的《醫種子》本。橘黄堂本底本良，校勘精，改正了寬保本的諸多訛誤，具有較高的學術價值，故本書據橘黄堂本影印。

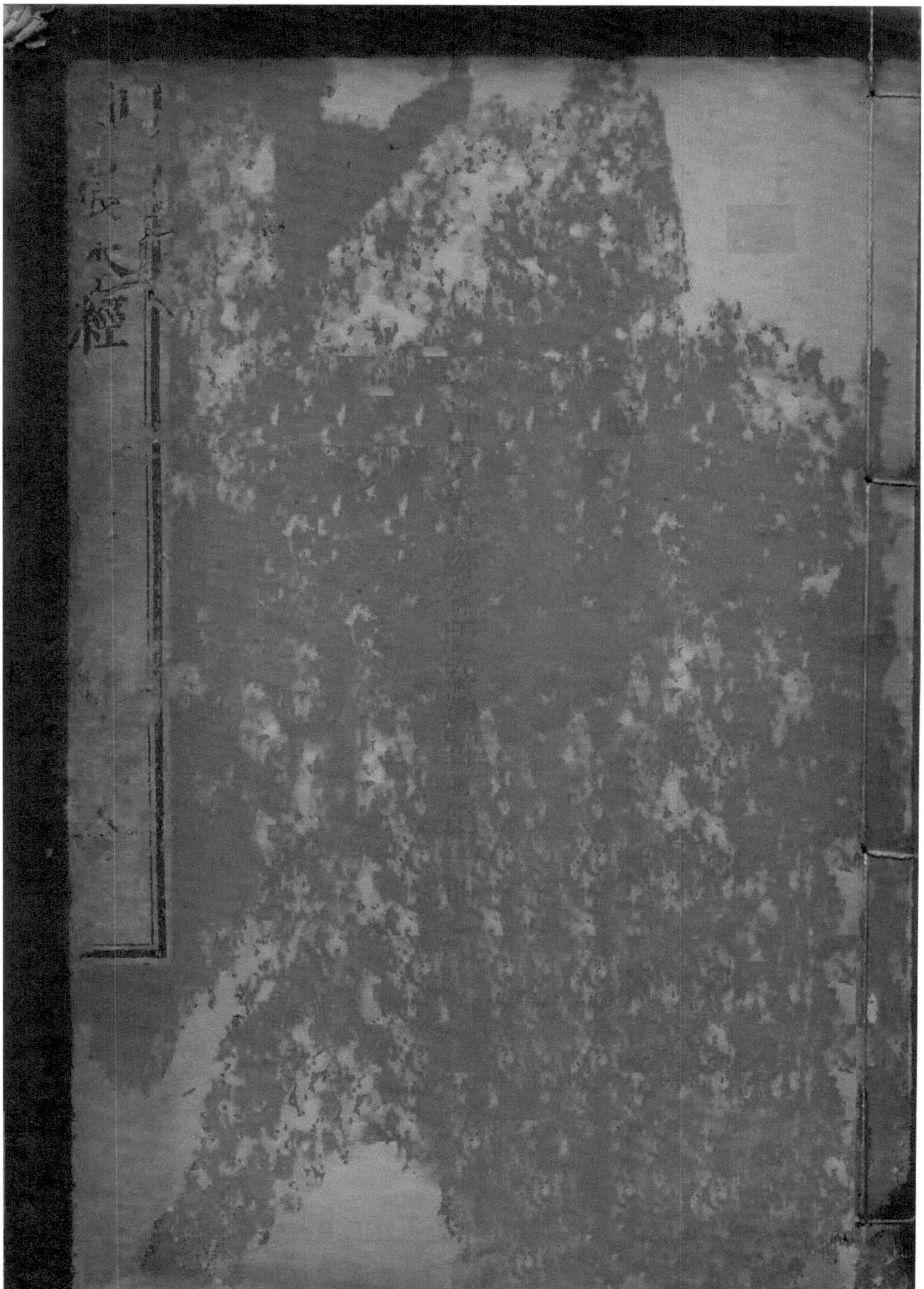

寛政十一己未歳新鐫

暘谷先生訂正

翻刻

神農本經

橘黄堂藏書

翻刻神農本經序

神農本草經三卷。隋唐二志始載其目。而馬氏通考無錄焉。前修謂東漢人所編述也。或謂。上世遺文也。余平心觀之。其文典雅古奥。稍近素問。其主治則簡易的實。今皆有驗矣。絕非東漢卑弱之文。則爲周秦哲人之作。斷然無疑矣。奈何後來編本草者日多。而所謂原本三卷。排纂割裂于其中。南宋而降亡佚不傳故馬氏通考無錄也嘗閱羅苹路史注云今本草中白字者是神農本經用者大有驗楊升菴亦云白字本草相傳以爲神農之舊未必皆出於神農後人增之耳二氏所謂白字即開寶證類二書而不覩其原本三卷者益可以證其亡佚矣豈不一大遺憾乎明人盧不遠達識之士也憂其如此錄出於證類綱目二本草仍舊分上中下三品列而行

世其功偉矣惜乎毉種子輮本絕罕坊閒所刻本經係寫本上木未經精校三豕陶陰亦不尠矣王池鈴木良知覃思于赭鞭家言十有餘年于今矣近者獲本經槧本一卷乃醫種子中所收也爰⿰黹非雕廣刷欲以嘉惠後學而請序于余余既喜良知徵寔之學有裨于世又慨都下八百八街圓其頂稱醫流者何限然求其篤志好學如良知僅僅乎晨星爾

是張長沙所以有華外悴內之喻而余今有感于斯云。若夫此經多載後漢郡縣。與諸書所援引。頗有異同。別有攷異三卷。考鏡鑿鑿。足以憑據。則余不復贅。唯錄本經原本所以亾佚不傳而爲之序。時歲在已未

寛政十一年秋九月也

醫官　杉本良仲溫譔

武田信任書

翻刻神農本經序

神農本經。當時既佚不傳。今見存者。乃四種子之一。而盧復手錄本也。本邦書賈嘗以誤本上木。未經校正。若卷首闕緣起一頁。盧氏手錄之意不可得而解矣加以誤字錯簡。殆有不可、乙者焉。予欲爲之校正也。多方搜索。未得善本。後得享保中寫本。與舊刻對校之。雖有彼善于此。亦未爲盡善矣。意謂必

本經　序

得華本再校始免魯魚之訛耳寬政丁巳林某官于瓊浦之日託之購于中土者數次終未之獲焉當其還自瓊浦也舟至浪華訪蒹葭堂主人談及予購華本一事主人素藏四種子殘本一卷出以示之遂使齎以贈予予感主人無一面之交而出其祕藏以贈予且喜其字畫之鮮刷印之精比之舊刻十倍不啻也遂命剞劂以廣其傳焉凡剞劂自二月

始而至八月畢世之爲醫者由是而達于神農子義之術則古經方之學庶幾不墜于地矣若夫本經槩略別著發題以詳之茲不具論焉但書剞劂始末併及予得華本之小苦心耳刻成之日又要以予所著攷異三卷附刻其後以備互考予家乏阿堵物未及災棗姑俟異日云

寛政十一年歲次己未秋九月

本經　序

江戶　鈴木文良知序

武田信任源次郎寫字

一本流通二字作爲醫經種子首次難經焉十字

刻本經正文緣起

本經草木本性也自神農嘗藥爰命其名蓋從周代始見辭氣平淡義味簡蘊如太羹玄酒覽者殊罔然也後世藥性雖文理精析句語繁多舍此將何據焉陶隱居有別録不爲無補于此經朱墨雖分久而竟溷世固不乏明眼恐經如長夜矣使世復覩正文庶無咎于隱居余壬寅于本草有省今十四年矣本經別録頗能分別據文顧名徃輙有解葢不厭其平淡始得窺其簡蘊也欲問本草人唯擇其間日用百餘種熟讀詳玩久之必入三昧敬刻本經流通

本經正文

萬曆丙辰冬錢塘盧復記

男之頤字子由
姪　璉字孔將　仝校

神農本經

明錢塘不遠盧復手録

上藥一百二十種爲君主養命以應天無毒多服久服不傷人欲輕身益氣不老延年者本上經

中藥一百二十種爲臣主養性以應人無毒有毒斟酌其宜欲遏病補虚羸者本中經

下藥一百二十五種爲佐使主治病以應地多毒不可久服欲除寒熱邪氣破積聚愈疾者本下經

三品合三百六十五種法三百六十五度一度應一日以成一歲

藥有君臣佐使以相宣攝合和宜一君二臣三佐五使又可一君三臣九佐使也

藥有陰陽配合子母兄弟根莖花實苗皮骨肉有単行者有相須者有相使者有相畏者有相惡者有相反者有相殺者凡此七情合和視之當用相須相使者良勿用相惡相反者若有毒宜制可用相畏相殺者不尔勿合用也

藥有酸鹹甘苦辛五味又有寒熱温涼四氣及有毒無毒陰乾暴乾採造時月生熟土地所出眞僞陳新並各有法

藥性有宜丸者宜散者宜水煑者宜酒漬者宜膏煎
者亦有一物兼宜者亦有不可入湯酒者並隨藥性
不得違越
凡欲療病先察其源先候病機五藏未虛六府未竭
血脉未亂精神未散服藥必活若病已成可得半愈
病勢已過命將難全
若用毒藥療病先起如粟麥病去即止不去倍之不
去十之取去爲度
療寒以熱藥療熱以寒藥飲食不消以吐下藥鬼疰
蠱毒以毒藥癰腫瘡瘤以瘡藥風濕以風濕藥各隨

其所宜
病在胸膈已上者先食後服藥病在心腹已下者先
服藥而後食病在四肢血脉者宜空腹而在旦病在
骨髓者宜飽滿而在夜
夫人病之主有中風傷寒寒熱温瘧中惡霍亂大腹
水腫腸澼下痢大小便不通奔豚上氣欬逆嘔吐黃
疸消渴留飲癖食堅積癥瘕癲邪驚癇鬼疰喉痺齒
痛耳聾目盲金瘡踒折癰腫惡瘡痔瘻癭瘤男子五
勞七傷虛乏羸瘦女子帶下崩中血閉陰蝕虫蛇蠱
毒所傷此大畧宗兆其間變動枝葉各宜依端緒以

收之

上品藥一百二十種

丹砂 雲母 玉泉 石鍾乳 礬石

消石 朴消 滑石 空青 曾青

禹餘糧 太一餘糧 白石英 紫石英 五色石脂

菖蒲 菊花 人參 天門冬 甘草

乾地黄 朮 菟絲子 牛膝 茺蔚子

女萎 防葵 麥門冬 獨活 車前子

木香 薯蕷 薏苡人 澤瀉 遠志

龍胆 細辛 石斛 巴戟天 白英

白蒿 赤箭 菴蕳子 菥蓂子 蓍實
赤芝 黑芝 青芝 白芝 黃芝
紫芝 卷柏 藍實 蘼蕪 黃連
絡石 蒺梨子 黃耆 肉蓯蓉 防風
蒲黃 香蒲 續斷 漏蘆 天名精
決明子 丹參 飛廉 五味子 旋花
蘭草 蛇床子 地膚子 景天 茵陳蒿
杜若 沙參 徐長卿 石龍芻 雲實
王不留行 牡桂 菌桂 松脂 槐實
枸杞 橘柚 柏實 茯苓 榆皮

酸棗仁　乾漆　蔓荊實　辛夷　杜仲
桑上寄生　女貞實　蕤核　藕實莖　大棗
葡萄　蓬虆　雞頭實　胡麻　麻蕡
冬葵子　莧實　白冬瓜子　苦菜　龍骨
麝香　熊脂　白膠　阿膠　石蜜
蜂子　蜜蠟　牡蠣　龜甲　桑螵蛸

丹砂味甘微寒主身體五藏百病養精神安魂魄益氣明目殺精魅邪惡鬼久服通神明不老能化爲汞

雲母味甘平主身皮死肌中風寒熱如在車舟上除

邪氣安五藏益子精明目久服輕身延年又名雲珠
雲華　雲英　雲液　雲砂　磷石
玉泉味甘平主五藏百病柔筋強骨安魂魄長肌肉
益氣人臨死服五斤死三年色不變　玉札
石鍾乳味甘溫主欬逆上氣明目益精安五藏通百
節利九竅下乳汁
礬石味酸寒主寒熱洩痢白沃陰蝕惡瘡目痛堅骨
齒煉餌服之輕身不老增年　羽砠
消石味苦寒主五藏積熱胃脹閉滌去蓄結飲食推
陳致新除邪氣鍊之如膏久服輕身　芒消

朴消味苦寒主百病除寒熱邪氣逐六府積聚結固
留癖能化七十二石鍊餌服之輕身神仙
滑石味甘寒主身熱洩澼女子乳難癃閉利小便蕩
胃中積聚寒熱益精氣久服輕身耐飢長年
空青味甘寒主青盲耳聾明目利九竅通血脉養精
神久服輕身延年不老
曾青味酸小寒主目痛止淚出風痺利關節通九竅
破癥堅積聚久服輕身不老能化金銅
禹餘糧味甘寒主欬逆寒熱煩滿下赤白血閉癥瘕
大熱鍊餌服之不饑輕身延年

太一餘糧味甘平主欬逆上氣癥瘕血閉漏下久服
耐寒暑不饑輕身飛行千里神仙　石腦
白石英味甘微温主消渴陰痿不足欬逆胸膈間久
寒益氣除風濕痺久服輕身長年
紫石英味甘温主心腹欬逆邪氣補不足女子風寒
在子宮絕孕十年無子久服温中輕身延年
青石赤石黄石白石黑石脂等味甘平主黄疸洩痢
腸澼膿血陰蝕下血赤白邪氣癰腫疽痔惡瘡頭
瘍疥瘙久服補髓益氣肥健不饑輕身延年五石
脂各隨五色補五藏

菖蒲味辛温主風寒濕痺欬逆上氣開心孔補五藏
通九竅明耳目出音聲久服輕身不忘不迷惑延
年　昌陽

菊花味甘平主風頭頭眩腫痛目欲脱泪出皮膚死
肌惡風濕痺久服利血氣輕身耐老延年　節華

人參味甘微寒主補五藏安精神定魂魄止驚悸除
邪氣明目開心益智久服輕身延年　人銜
鬼盖

天門冬味苦平主諸暴風濕偏痺強骨髓殺三虫去
伏尸久服輕身益氣延年　顛勒

甘草味甘平主五藏六府寒熱邪氣堅筋骨長肌肉倍氣力金瘡尰解毒久服輕身延年

乾地黃味甘寒主折跌絕筋傷中逐血痺塡骨髓長肌肉作湯除寒熱積聚除痺生者尤良久服輕身不老　地髓

朮味苦溫主風寒濕痺死肌痙疸止汗除熱消食作煎餌久服輕身延年不飢　山薊

菟絲子味辛平主續絕傷補不足益氣力肥健汁去面䵟久服明目輕身延年　菟蘆

牛膝味苦平主寒濕痿痺四肢拘攣膝痛不可屈伸

逐血氣傷熱火爛墮胎久服輕身耐老　百倍

茺蔚子味辛微溫主明目益精除水氣久服輕身茥

主癮疹痒可作浴湯　益明　益母　大札

女萎味甘平主中風暴熱不能動搖跌筋結肉諸不

足久服去面黑䵟好顏色潤澤輕身不老

防葵味辛寒主疝瘕腸洩膀胱熱結溺不下欬逆溫

瘧癲癇驚邪狂走久服堅骨髓益氣輕身　梨蓋

麥門冬味甘平主心腹結氣傷中傷飽胃絡脉絕羸

瘦短氣久服輕身不老不飢

獨活味苦平主風寒所擊金瘡止痛賁豚癇痓女子

疝瘕久服輕身耐老　羌活　羌青　護羌使者

車前子味甘寒主氣癃止痛利水道小便除濕痺久服輕身耐老　當道

木香味辛溫主邪氣辟毒疫溫鬼強志主淋露久服不夢寤魘寐

薯蕷味甘溫主傷中補虛羸除寒熱邪氣補中益氣力長肌肉強陰久服耳目聰明不饑延年　山芋

薏苡仁味甘微寒主筋急拘攣不可屈伸風濕痺下氣久服輕身益氣其根下三虫　蠡解

澤瀉味甘寒主風寒濕痺乳難消水養五藏益氣力

肥健久服耳目聰明不饑延年輕身面生光能行

水上　水瀉　芒芋　鵠瀉

遠志味苦溫主欬逆傷中補不足除邪氣利九竅益

智慧耳目聰明不忘強志倍力久服輕身不老葉名

小草　棘菀　葽繞　細草

龍胆味苦寒主骨間寒熱驚癇邪氣續絕傷定五藏

殺蠱毒久服益智不忘輕身耐老　陵游

細辛味辛溫主欬逆上氣頭痛腦動百節拘攣風濕痺痛

死肌久服明目利九竅輕身長年　小辛

石斛味甘平主傷中除痺下氣補五藏虛勞羸瘦強

陰久服厚腸胃輕身延年　林蘭

巴戟天味辛微温主大風邪氣陰痿不起強筋骨安
五藏補中增志益氣

白英味甘寒主寒熱八疸消渴補中益氣久服輕身
延年　榖菜

白蒿味甘平主五藏邪氣風寒濕痺補中益氣長毛髮
令黑療心懸少食常饑久服輕身耳目聰明不老

赤箭味辛温主殺鬼精物蠱毒惡氣久服益氣力長
陰肥健輕身增年　離母　鬼督郵

菴䕡子味苦微寒主五藏瘀血腹中水氣臚脹留熱

風寒濕痺身體諸痛久服輕身延年不老
菥蓂子味辛微温主明目目痛淚出除痺補五藏益
精光久服輕身不老　蕽菥　大蕺　馬辛
蓍實味苦平主益氣充肌膚明目聰慧先知久服不
飢不老輕身
赤芝味苦平主胸中結益心氣補中增智慧不忘久
服輕身不老延年神仙　丹芝
黑芝味鹹平主癃通九竅益腎氣利水道聰察久服
輕身不老延年神仙　玄芝
青芝味酸平主明目補肝氣安精魂仁恕久食輕身

不老延年神仙　龍芝
白芝味辛平主欬逆上氣益肺氣通利口鼻强志意
勇悍安魄久食輕身不老延年神仙　玉芝
黄芝味甘平主心腹五邪益脾氣安神忠信和樂久
食輕身不老延年神仙　金芝
紫芝味甘温主耳聾利關節保神益精氣堅筋骨好
顔色久服輕身不老延年　木芝
巻柏味辛温主五藏邪氣女子陰中寒熱痛癥瘕血
閉絶子久服輕身和顔色　萬歲
藍實味苦寒主解諸毒殺蠱蚑疰鬼螫毒久服頭不

白輕身

蘼蕪味辛温主欬逆定驚氣辟邪惡除蠱毒鬼疰去

三蟲久服通神　薇蕪

黄連味苦寒主熱氣目痛眥傷泣出明目腸澼腹痛

下痢婦人陰中腫痛久服令人不忘　王連

絡石味苦温主風熱死肌癰瘍口乾舌焦癰腫不消

喉舌腫水漿不下久服輕身明目潤澤好顔色不

老延年　石鯪

蒺梨子味苦温主惡血破癥結積聚喉痺乳難久服

長肌肉明目輕身　旁通　屈人　止行　休羽

上經

升推

黃耆味甘微溫主癰疽久敗瘡排膿止痛大風癩疾
五痔鼠瘻補虛小兒百病　戴糝

肉蓯蓉味甘微溫主五勞七傷補中除莖中寒熱痛
養五藏強陰益精氣多子婦人癥瘕久服輕身

防風味甘溫主大風頭眩痛惡風風邪目盲無所見
風行周身骨節疼痺煩滿久服輕身　銅芸

蒲黃味甘平主心腹膀胱寒熱利小便止血消瘀血
久服輕身益氣力延年神仙

香蒲味甘平主五藏心下邪氣口中爛臭堅齒明目

聰耳久服輕身耐老　雎

續斷味苦微温主傷寒補不足金瘡癰瘍折跌續筋
骨婦人乳難久服益氣力　龍豆　屬折

漏蘆味苦寒主皮膚熱惡瘡疽痔濕痺下乳汁久服
輕身益氣耳目聰明不老延年　野蘭

天名精味甘寒主瘀血血瘕欲死下血止血利小便
除小虫去痺除胸中結熱止煩渴久服輕身耐老
麥句薑　蝦蟆藍　豕首

决明子味鹹平主青盲目淫膚赤白膜眼赤痛泪出
久服益精光輕身

丹參味苦微寒主心腹邪氣腸鳴幽幽如走水寒熱
積聚破癥除瘕止煩滿益氣　郄蟬草
飛廉味苦平主骨節熱脛重酸疼久服令人身輕
飛輕
五味子味酸温主益氣欬逆上氣勞傷羸瘦補不足
強陰益男子精
旋花味甘温主益氣去面皯黑色媚好其根味辛主
腹中寒熱邪氣利小便久服不饑輕身　筋根花
金沸
蘭草味辛平主利水道殺蠱毒辟不祥久服益氣輕

身不老通神明　水香

蛇牀子味苦平主婦人陰中腫痛男子陰痿濕痒除痺氣利關節癲癇惡瘡久服輕身　蛇粟

蛇米

地膚子味苦寒主膀胱熱利小便補中益精氣久服耳目聰明輕身耐老　地葵

景天味苦平主大熱火瘡身熱煩邪惡氣花主婦人漏下赤白輕身明目　戒火　慎火

茵蔯蒿味苦平主風濕寒熱邪氣熱結黃疸久服輕身益氣耐老

杜若味辛微温主胸脇下逆氣温中風入腦戶頭腫
痛多涕淚出久服益精明目輕身　杜蘅
沙參味苦微寒主血結驚氣除寒熱補中益肺氣久
服利人　知母
徐長卿味辛温主鬼物百精蠱毒疫疾邪惡氣瘟瘧
久服強悍輕身　鬼督郵
石龍蒭味苦微寒主心腹邪氣小便不利淋閉風濕
鬼疰惡毒久服補虛羸輕身耳目聰明延年
龍鬚　草續斷
雲實味辛平主洩痢腸澼殺蟲蠱毒去邪惡結氣止

痛除寒熱花主見鬼精物多食令人狂走久服輕
身通神明
王不留行味苦平主金瘡止血逐痛出刺除風痺内
寒久服輕身耐老增壽
牡桂味辛温主上氣欬逆結氣喉痺吐吸利關節補
中益氣久服通神輕身不老
菌桂味辛温主百病養精神和顏色爲諸藥先聘通
使久服輕身不老面生光華媚好常如童子
松脂味苦温主癰疽惡瘡頭瘍白禿疥瘙風氣安五藏
除熱久服輕身不老延年　松膏　松肪

槐實味苦平主五内邪氣熱止涎唾補絶傷五痔火
瘡婦人乳瘕子藏急痛
枸杞味苦寒主五内邪氣熱中消渴周痺久服堅筋
骨輕身不老 杞根 地骨 枸忌 地輔
橘柚味辛温主胸中瘕熱逆氣利水穀久服去臭下
氣通神 橘皮
柏實味甘平主驚悸安五藏益氣除風濕痺久服令
人潤澤美色耳目聰明不饑不老輕身延年
茯苓味甘平主胸脇逆氣憂恚驚邪恐悸心下結痛
寒熱煩滿欬逆口焦舌乾利小便久服安魂養神

不饑延年

榆皮味甘平主大小便不通利水道除邪氣久服輕身不饑其實尤良　零榆

酸棗仁味酸平主心腹寒熱邪結氣聚四肢酸疼濕痺久服安五藏輕身延年

乾漆味辛溫主絶傷補中續筋骨塡髓腦安五藏五緩六急風寒濕痺久服輕身耐老

生漆去長虫

蔓荆實味苦微寒主筋骨間寒熱濕痺拘攣明目堅齒利九竅去白虫久服輕身耐老小荆實亦等

上經

證類本草脊作脊

辛夷味辛温主五藏身體寒熱風頭腦痛面䵟久服
下氣輕身明目增年耐老　辛矧　侯桃　房木
杜仲味辛平主腰脊痛補中益精氣堅筋骨強志除
陰下濕痒小便餘瀝久服輕身耐老　思仙
桑上寄生味辛平主腰痛小兒背強癰腫安胎充肌
膚堅髮齒長鬚眉其實明目輕身通神　寄屑
寓木
女貞實味苦平主補中安五藏養精神除百疾久服
肥健輕身不老
蕤核味甘温主心腹邪熱結氣明目目赤痛傷淚出久

服輕身益氣不饑
藕實莖味甘平主補中養神益氣力除百疾久服輕身耐老不饑延年　水芝丹
大棗味甘平主心腹邪氣安中養脾助十二經平胃氣通九竅補少氣少津液身中不足大驚四肢重和百藥久服輕身長年葉覆麻黄能令出汗
葡萄味甘平主筋骨濕痺益氣倍力強志令人肥健耐老忍風寒久食輕身不飢延年可作酒
雞頭實味甘平主濕痺腰脊膝痛補中除暴疾益精氣強志令耳目聰明久服輕身不饑耐老神仙

鴈喙食
蓬虆味酸平主安五藏益精氣長陰令堅強志倍力
有子久服輕身不老　覆盆
胡麻味甘平主傷中虛羸補五内益氣力長肌肉填
髓腦久服輕身不老　巨勝葉如青蘘
麻蕡味辛平主五勞七傷利五藏下血寒氣多食令
人見鬼狂走久服通神明輕身　麻勃
麻子味甘平主補中益氣肥健不老
冬葵子味甘寒主五藏六府寒熱羸瘦五癃利小便
久服堅骨長肌肉輕身延年

莧實味甘寒主青盲明目除邪利大小便去寒熱久服益氣力輕身不飢　馬莧

白冬瓜子味甘平主令人悅澤好顏色益氣不飢久服輕身耐老　水芝

苦菜味苦寒主五藏邪氣厭穀胃痺久服安心益氣聰察少臥輕身耐老　荼草　選

龍骨味甘平主心腹鬼疰精物老魅欬逆洩痢膿血女子漏下癥瘕堅結小兒熱氣驚癇　齒主小兒大人驚癇癲疾狂走心下結氣不能喘息諸痙殺精物久服輕身通神明延年

麝香味甘温主辟惡氣殺鬼精物温瘧蠱毒癇痙去
三虫久服除邪氣不夢寤魘寐
熊脂味甘微寒主風痹不仁筋急五藏腹中積聚寒
熱羸瘦頭瘍白秃面䵟皰皻久服強志力不饑輕
身
白膠味甘平主傷中勞絕腰痛羸瘦補中益氣婦人
血閉無子止痛安胎久服輕身延年　鹿角膠
阿膠味甘平主心腹内崩勞極灑灑如瘧狀腰腹痛
四肢酸疼女子下血安胎久服輕身益氣　傳致
膠

石蜜味甘平主心腹邪氣諸驚癇痓安五藏諸不足益氣補中止痛解毒除衆病和百藥久服強志輕身不飢不老　石飴

蜂子味甘平主風頭除蠱毒補虛羸傷中久服令人光澤好顏色不老

蜜蠟味甘微温主下痢膿血補中續絕傷金瘡益氣不飢耐老

牡蠣味鹹平主傷寒寒熱温瘧灑灑驚恚怒氣除拘緩鼠瘻女子帶下赤白久服強骨節殺邪鬼延年

蠣蛤

龜甲味酸平主漏下赤白破癥瘕痎瘧五痔陰蝕濕痺四
肢重弱小兒顖不合
桑螵蛸味鹹平主傷中疝瘕陰痿益精生子女子血
閉腰痛通五淋利小便水道 蝕肬 生桑枝上
採蒸之

中品藥一百二十種
雄黃 雌黃 石硫黃 水銀 石膏
磁石 凝水石 陽起石 理石 長石
石膽 白青 扁青 膚青 乾薑
枲耳實 葛根 括樓 苦參 茈胡

證類本草脊作脊

芎藭　當歸　麻黃　通草　芍藥
蠡實　瞿麥　玄參　秦艽　百合
知母　貝母　白芷　淫羊藿　黃芩
石龍芮　茅根　紫菀　紫草　茜根
敗醬　白鮮　酸漿　紫參　藁本
狗脊　萆薢　白兔藿　營實　白薇
薇銜　翹根　水萍　王瓜　地榆
海藻　澤蘭　防己　牡丹　款冬花
石韋　馬先蒿　積雪草　女菀　王孫
蜀羊泉　爵牀　梔子　竹葉　蘗木

吳茱萸　桑根白皮　蕪荑　枳實　厚朴
秦皮　秦椒　山茱萸　紫葳　猪苓
白棘　龍眼　木蘭　五加皮　衛矛
合歡　彼子　梅實　桃核仁　杏核仁
蓼實　葱實　薤　假蘇　水蘇
水斳　髮髲　白馬莖　鹿茸　牛角鰓
羖羊角　牡狗陰莖　羚羊角　犀角　牛黄
豚卵　麋脂　丹雄雞　鴈肪　鱉甲
鮀魚甲　蠡魚　鯉魚胆　烏賊魚骨　海蛤
文蛤　石龍子　露蜂房　蚱蟬　白殭蚕

雄黃味苦平主寒熱鼠瘻惡瘡疽痔死肌殺精物惡
鬼邪氣百虫毒勝五兵鍊食之輕身神仙　黃金
石
雌黃味辛平主惡瘡頭禿痂疥殺毒虫虱身痒邪氣
諸毒鍊之久服輕身增年不老
石硫黃味酸溫主婦人陰蝕疽痔惡血堅筋骨除頭
禿能化金銀銅鐵奇物
水銀味辛寒主疥瘻痂瘍白禿殺皮膚中虱墮胎除
熱殺金銀銅錫毒鎔化還復爲丹久服神仙不死
石膏味辛微寒主中風寒熱心下逆氣驚喘口乾舌

焦不能息腹中堅痛除邪鬼産乳金瘡
磁石味辛寒主周痺風濕肢節腫痛不可持物洗洗
酸痟除大熱煩滿及耳聾　玄石
凝水石味辛寒主身熱腹中積聚邪氣皮中如火燒
煩滿水飲之久服不飢　白水石
陽起石味鹹微温主崩中漏下破子藏中血癥瘕結
氣寒熱腹痛無子陰痿不起補不足　白石
理石味辛寒主身熱利胃解煩益精明目破積聚去
三蟲　立制石
長石味辛寒主身熱胃中結氣四肢寒厥利小便通

血脉明目去翳眇下三虫殺蠱毒久服不飢

方石

石膽味酸寒主明目目痛金瘡諸癇痓女子陰蝕痛石淋寒熱崩中下血諸邪毒氣令人有子鍊餌服之不老能化鐵爲銅成金銀　畢石

白青味甘平主明目利九竅耳聾心下邪氣令人吐殺諸毒三虫久服通神明輕身延年不老

扁青味甘平主目痛明目折跌癰腫金瘡不瘳破積聚解毒氣利精神久服輕身不老

膚青味辛平主蠱毒及蛇菜肉諸毒惡瘡

乾薑味辛溫主胸滿欬逆上氣溫中止血出汗逐風濕痺腸澼下痢生者尤良久服去臭氣通神明

葈耳實味甘溫主風頭寒痛風濕周痺四肢拘攣痛惡肉死肌久服益氣耳目聰明強志輕身　胡葈　地葵

葛根味甘平無毒主消渴身大熱嘔吐諸痺起陰氣解諸毒

括樓根味苦寒主消渴身熱煩滿大熱補虛安中續絕傷　地樓

苦參味苦寒主心腹結氣癥瘕積聚黃疸溺有餘瀝

逐水除癰腫補中明目止淚　水槐　苦識
茈胡味苦平主心腹腸胃中結氣飲食積聚寒熱邪
氣推陳致新久服輕身明目益精　地熏
芎藭味辛温主中風入腦頭痛寒痹筋攣緩急金瘡
婦人血閉無子
當歸味甘温主欬逆上氣温瘧寒熱洗洗在皮膚中
婦人漏下絕子諸惡瘡瘍金瘡煑飲之　乾歸
麻黃味苦温主中風傷寒頭痛温瘧發表出汗去邪
熱氣止欬逆上氣除寒熱破癥堅積聚　龍沙
通草味辛平主去惡蟲除脾胃寒熱通利九竅血脉

關節令人不忘　附支
芍藥味苦平主邪氣腹痛除血痺破堅積寒熱疝瘕
止痛利小便益氣
蠡實味甘平主皮膚寒熱胃中熱氣風寒濕痺堅筋
骨令人嗜食久服輕身花葉去白虫　劇草
三堅　豕首
瞿麥味苦寒主關格諸癃結小便不通出刺决癰腫
明目去翳破胎墮子下閉血　巨句麥
玄參味苦微寒主腹中寒熱積聚女子產乳餘疾補
腎氣令人目明　重臺

秦艽味苦平主寒熱邪氣寒濕風痺肢節痛下水利
小便
百合味甘平主邪氣腹脹心痛利大小便補中益氣
知母味苦寒主消渴熱中除邪氣肢體浮腫下水補
不足益氣　蚳母　連母　野蓼　地參　水浚
水參　貨母　蝭母
貝母味辛平主傷寒煩熱淋瀝邪氣疝瘕喉痺乳難
金瘡風痙　空草
白芷味辛溫主女人漏下赤白血閉陰腫寒熱風頭
侵目淚出長肌膚潤澤可作面脂　芳香

淫羊藿味辛寒主陰痿絕傷莖中痛利小便益氣力強志　剛前

黄芩味苦平主諸熱黄疸腸澼洩痢逐水下血閉惡瘡疽蝕火瘍　腐腸

石龍芮味苦平主風寒濕痺心腹邪氣利關節止煩滿久服輕身明目不老　魯果能　地椹

茅根味甘寒主勞傷虛羸補中益氣除瘀血血閉寒熱利小便其苗主下水　蘭根　茹根

紫菀味苦溫主欬逆上氣胸中寒熱結氣去蠱毒痿蹷安五藏

紫草味苦寒主心腹邪氣五疸補中益氣利九竅通水道　紫丹　紫芙

茜根味苦寒主寒熱風痺黃疸補中

敗醬味苦平主暴熱火瘡赤氣疥瘙疽痔馬鞍熱氣

鹿腸

白鮮味苦寒主頭風黃疸欬逆淋瀝女子陰中腫痛濕痺死肌不可屈伸起止行步

酸漿味酸平主熱煩滿定志益氣利水道產難吞其實立產　醋漿

紫參味苦寒主心腹積聚寒熱邪氣通九竅利大小

證類本草脊作脊下同

便　牡蒙

藁本味辛溫主婦人疝瘕陰中寒腫痛腹中急除風頭痛長肌膚悅顏色　鬼卿　地新

狗脊味苦平主腰脊強機關緩急周痺寒濕膝痛頗利老人　百枝

萆薢味苦平主腰背痛強骨節風寒濕周痺惡瘡不瘳熱氣

白兔藿味苦平主蛇虺蜂蠆猘狗菜肉蠱毒鬼疰

白葛

營實味酸溫主癰疽惡瘡結肉跌筋敗瘡熱氣陰蝕

不瘳利關節　墻薇　墻麻　牛棘

白薇味苦平主暴中風身熱肢滿忽忽不知人狂惑邪氣寒熱酸疼温瘧洗洗發作有時

薇銜味苦平主風濕痺歷節痛驚癇吐舌悸氣賊風鼠瘻癰腫　麋銜

翹根味甘平主下熱氣益陰精令人面悅好明目久服輕身耐老　唐本退

水萍味辛寒主暴熱身痒下水氣勝酒長鬚髮止消渴久服輕身　水花　水白

王瓜味苦寒主消渴内痺瘀血月閉寒熱酸疼益氣

愈聾　土瓜

地榆味苦微寒主婦人乳痓痛七傷帶下五漏止痛除惡肉止汗療金瘡

海藻味苦寒主癭瘤氣頸下核破散結氣癰腫癥瘕堅氣腹中上下鳴下十二水腫　落首

澤蘭味苦微溫主乳婦内衄中風餘疾大腹水腫身面四肢浮腫骨節中水金瘡癰腫瘡膿　虎蘭龍棗

防巳味辛平主風寒溫瘧熱氣諸癇除邪利大小便解離

牡丹味辛寒主寒熱中風瘈瘲驚癇邪氣除癥堅瘀血留舍腸胃安五藏療癰瘡　鹿韭　鼠姑

款冬花味辛温主欬逆上氣善喘喉痺諸驚癇寒熱邪氣　橐吾　顆涷　虎鬚　菟奚

石韋味苦平主勞熱邪氣五癃閉不通利小便水道　石韀

馬先蒿味苦平主寒熱鬼疰中風濕痺女子帶下病無子　馬屎蒿

積雪草味苦寒主大熱惡瘡癰疽侵淫赤熛皮膚赤身熱

證類本草脊作脊

女菀味辛溫主風寒洗洗霍亂洩痢腸鳴上下無常處驚癇寒熱百疾

王孫味苦平主五藏邪氣寒濕痺四肢疼酸膝冷痛

蜀羊泉味苦微寒主頭禿惡瘡熱氣疥瘙痂癬蟲

爵牀味鹹寒主腰脊痛不得着牀俛仰艱難除熱可作浴湯

梔子味苦寒主五內邪氣胃中熱氣面赤酒皰皶鼻白癩赤癩瘡瘍

竹葉味苦平主欬逆上氣溢筋急惡瘍殺小蟲根作湯益氣止渴補虛下氣汁主風痓實通神明輕身

益氣

蘗木味苦寒主五藏腸胃中結熱黃疸腸痔止洩痢

女子漏下赤白陰陽傷蝕　檀桓

吳茱萸味辛温主温中下氣止痛欬逆寒熱除濕血

痺逐風邪開腠理根殺三虫　藙

桑根白皮味甘寒主傷中五勞六極羸瘦崩中脉絕

補虛益氣葉主除寒熱出汗

蕪荑味辛平主五内邪氣散皮膚骨節中淫淫温行

毒去三虫化食　無姑

枳實味苦寒主大風在皮膚中如麻豆苦痒除寒熱

結止痢長肌肉利五藏益氣輕身

厚朴味苦温主中風傷寒頭痛寒熱驚悸氣血痺死

肌去三虫

秦皮味苦微寒主風寒濕痺洗洗寒氣除熱目中青

翳白膜久服頭不白輕身

秦椒味辛温主風邪氣温中除寒痺堅齒髮明目久

服輕身好顔色耐老增年通神

山茱萸味酸平主心下邪氣寒熱温中逐寒濕痺去

三虫久服輕身　蜀棗

紫葳味酸微寒主婦人產乳餘疾崩中癥瘕血閉寒

二十四

熱羸瘦養胎

猪苓味甘平主痎瘧解毒蠱疰不祥利水道久服輕身耐老　假猪屎

白棘味辛寒主心腹痛癰腫潰膿止痛　棘鍼

龍眼味甘平主五藏邪氣安志厭食久服聰明輕身不老通神明益智

木蘭味苦寒主身大熱在皮膚中去面熱赤皰酒皶惡風癲疾陰下痒濕明耳目　林蘭

五加皮味辛溫主心腹疝氣腹痛益氣療躄小兒不能行疽瘡陰蝕　豺漆

衛矛味苦寒主女子崩中下血腹滿汗出除邪殺鬼
毒蠱疰　鬼箭
合歡味甘平主安五藏利心志令人歡樂無憂久服
輕身明目得所欲
彼子味甘温主腹中邪氣去三虫蛇螫蠱毒鬼疰伏
尸　愼微退
梅實味酸平主下氣除熱煩滿安心肢體痛偏枯不
仁死肌去青黑痣惡肉
桃核人味苦平主瘀血血閉瘕邪氣殺小虫
桃花殺疰惡鬼令人好顏色　桃梟微温主殺百

鬼精物　桃毛主下血瘕寒熱積聚無子　桃蠹
殺鬼辟邪惡不祥
杏核人味甘溫主欬逆上氣雷鳴喉痺下氣產乳金
瘡寒心賁豚
蓼實味辛溫主明目溫中耐風寒下水氣面目浮腫
癰瘍馬蓼去腸中蛭蟲輕身
葱實味辛溫主明目補中氣不足其莖可作湯主傷寒
寒熱出汗中風面目腫
薤味辛溫主金瘡瘡敗輕身不飢耐老
假蘇味辛溫主寒熱鼠瘻瘰癧生瘡破結聚氣下瘀

血除濕痺　鼠蓂
水蘇味辛微溫主下氣殺穀除飲食辟口臭去毒辟
惡氣久服通神明輕身耐老
水斳味甘平主女子赤沃止血養精保血脉益氣令
人肥健嗜食　水英
髮髲味苦溫主五癃關格不通利小便水道療小兒
癇大人痓仍自還神化
白馬莖味鹹平主傷中脉絕陰不起強志益氣長肌
肉肥健生子　眼主驚癇腹脹瘧疾　懸蹄主驚
邪瘈瘲乳難辟惡氣鬼毒蠱痓不祥

鹿茸味甘溫主漏下惡血寒熱驚癇益氣強志生齒
不老
角主惡瘡癰腫逐邪惡氣留血在陰中
牛角鰓燔之味苦平下閉血瘀血疼痛女子帶下血
髓味甘平主補中填骨髓久服增年　膽味苦寒
可丸藥
羖羊角味鹹溫主青盲明目殺疥蟲止寒洩辟惡鬼
虎狼止驚悸久服安心益氣輕身
牡狗陰莖味鹹平主傷中陰痿不起令強熱大生子
除女子帶下十二疾　狗精

羚羊角味鹹寒主明目益氣起陰去惡血注下辟蠱
毒惡鬼不祥安心氣常不魘寐
犀角味苦寒主百毒蠱疰邪鬼瘴氣殺鉤吻鴆羽蛇
毒除邪不迷惑魘寐久服輕身
牛黃味苦平主驚癇寒熱熱盛狂痓除邪逐鬼
豚卵味甘溫主驚癇癲疾鬼疰蠱毒除寒熱賁豚五
癃邪氣攣縮豚癲
懸蹄主五痔伏熱在腸腸癰內蝕
麋脂味辛溫主癰腫惡瘡死肌風寒濕痹四肢拘緩
不收風頭腫氣通腠理　官脂

丹雄雞味甘微溫主女子崩中漏下赤白沃補虛溫
中止血頭主殺鬼東門上者尤良　膍胵裏黃皮
微寒主洩痢　屎白主消渴傷寒寒熱　黑雌雞
主風寒濕痹五緩六急安胎　翮羽主下血閉
雞子主除熱火瘡癇痓可作虎魄神物　雞白蠹
肥脂
雁肪味甘平主風攣拘急偏枯氣不通利久服益氣
不飢輕身耐老　鶩肪
鱉甲味鹹平主心腹癥瘕堅積寒熱去痞疾息肉陰
蝕痔核惡肉

鮀魚甲味辛微温主心腹癥瘕伏堅積聚寒熱女子
崩中下血五色小腹陰中相引痛瘡疥死肌
蠡魚味甘寒主濕痺面目浮腫下大水療五痔
鯉魚膽味苦寒主目熱赤痛青盲明目久服強悍益
志氣
烏賊魚骨味鹹微温主女子漏下赤白經汁血閉陰
蝕腫痛寒熱癥瘕無子
海蛤味苦平主欬逆上氣喘息煩滿胸痛寒熱
魁蛤
文蛤主惡瘡蝕五痔

石龍子味鹹寒主五癃邪結氣破石淋下血利小便
水道　蜥蜴
露蜂房味苦平主驚癇瘈瘲寒熱邪氣癲疾鬼精蠱
毒腸痔火灸之良　蜂腸
蚱蟬味鹹平主小兒驚癇夜啼癲疾寒熱
白殭蠶味鹹平主小兒驚癇夜啼去三蟲滅黑䵟令
人面色好男子瘍病
下品藥一百二十五種
孔公孽　殷孽　鐵粉　鐵落　鐵
鉛丹　粉錫　錫鏡鼻　代赭　戎鹽

證類本草呴作吻

大鹽 鹵鹹 青琅玕 礜石 石灰
白堊 冬灰 附子 烏頭 天雄
半夏 虎掌 鳶尾 大黃 葶藶
桔梗 莨菪子 草蒿 旋覆花 藜蘆
鈎呴 射干 蛇含 常山 蜀漆
甘遂 白斂 青葙子 雚菌 白及
大戟 澤漆 茵芋 貫衆 蕘花
牙子 羊躑躅 芫花 姑活 別羇
商陸 羊蹄 扁蓄 狼毒 鬼臼
白頭翁 羊桃 女青 連翹 石下長卿

證類本草⿰食曹作螬

藺茹　烏韭　鹿藿　蚤休　石長生

陸英　藎草　牛扁　夏枯草　屈草

巴豆　蜀椒　皂莢　柳華　楝實

郁李仁　莽草　雷丸　梓白皮　桐葉

石南　黃環　溲疏　鼠李　松蘿

藥實根　蔓椒　欒華　淮木　大豆黃卷

腐婢　瓜蒂　苦瓠　六畜毛甲蹄　燕屎

天鼠屎　鼺鼠　伏翼　蝦蟇　馬刀

蟹　蛇蛻　蝟皮　蠮螉　蜣蜋

蛞蝓　白頸蚯蚓　蠐⿰食曹　石蠶　雀甕

摴雞　斑猫　螻蛄　蜈蚣　馬陸

地膽　螢火　衣魚　鼠婦　水蛭

木虻　蜚虻　蜚蠊　䗪虫　貝子

孔公孽味辛溫主傷食不化邪結氣惡瘡疽瘻痔利

九竅下乳汁

殷孽味辛主爛傷瘀血泄痢寒熱鼠瘻癥瘕結氣

薑石

鐵精平主明目化銅

鐵落味辛平主風熱惡瘡瘍疽瘡痂疥氣在皮膚中

鐵主堅肌耐痛

鈆丹味辛微寒主吐逆胃反驚癎癲疾除熱下氣鍊
化還成九光久服通神明
粉錫味辛寒主伏尸毒螫殺三虫　解錫
錫鏡鼻主女子血閉癥瘕伏腸絶孕
代赭味苦寒主鬼疰賊風蠱毒殺精物惡鬼腹中毒
邪氣女子赤沃漏下　須丸
戎鹽主明目目痛益氣堅肌骨去毒蠱
大鹽令人吐
鹵鹹味苦寒主大熱消渴狂煩除邪及下蠱毒柔肌
膚

青琅玕味辛平主身痒火瘡癰瘍疥瘙死肌　石珠
礜石味辛大熱主寒熱鼠瘻蝕瘡死肌風痺腹中堅
癖邪氣除熱　青分石　立制石　固羊石
石灰味辛溫主疽瘍疥瘙熱氣惡瘡癩疾死肌墮眉
殺痔蟲去黑子息肉　惡灰
白堊味苦溫主女子寒熱癥瘕月閉積聚陰腫痛漏
下無子
冬灰味辛微溫主黑子去肬息肉疽蝕疥瘙　藜灰
附子味辛溫主風寒欬逆邪氣破癥堅積聚血瘕金
瘡寒濕踒躄拘攣膝痛不能行步

烏頭味辛溫主中風惡風洗洗出汗除寒濕痺欬逆
上氣破積聚寒熱其汁煎之名射罔殺禽獸
奚毒　即子　烏喙
天雄味辛溫主大風寒濕痺歷節痛拘攣緩急破積
聚邪氣金瘡強筋骨輕身健行　白幕
半夏味辛平主傷寒寒熱心下堅下氣咽喉腫痛頭
眩胸脹欬逆腸鳴止汗　地文　水玉
虎掌味苦溫主心痛寒熱結氣積聚伏梁傷筋痿拘
緩利水道
鳶尾味苦平主蠱毒邪氣鬼疰諸毒破癥瘕積聚去

水下三蟲
大黃味苦寒主下瘀血血閉寒熱破癥瘕積聚留飲
宿食蕩滌腸胃推陳致新通利水穀調中化食安
和五藏
葶藶味辛寒主癥瘕積聚結氣飲食寒熱破堅逐邪
通利水道　大室　大適
桔梗味辛微温主胸脇痛如刀刺腹滿腸鳴幽幽驚
恐悸氣
莨菪子味苦寒主齒痛出蟲肉痺拘急使人健行見
鬼多食令人狂走久服輕身走及奔馬強志益力

通神　横唐
草蒿味苦寒主留熱在骨節間疥瘙痂痒惡瘡殺蝨
明目　青蒿　方潰
旋覆花味鹹溫主結氣脇下滿驚悸除水去五藏間
寒熱補中下氣　金沸草　盛椹
藜蘆味辛寒主蠱毒欬逆洩痢腸澼頭瘍疥瘙惡瘡
殺諸蟲毒去死肌　葱苒
鉤吻味辛溫主金瘡乳痓中惡風欬逆上氣水腫殺
鬼疰蠱毒　野葛
射干味苦平主欬逆上氣喉痺咽痛不得消息散結

氣腹中邪逆　食飲大熱　烏扇　烏蒲
蛇含味苦微寒主驚癇寒熱邪氣除熱金瘡疽痔鼠
瘻惡瘡頭瘍　蛇銜
常山味苦寒主傷寒寒熱熱發溫瘧鬼毒胸中痰結
吐逆　互草
蜀漆味辛平主瘧及欬逆寒熱腹中堅癥痞結積聚
邪氣蠱毒鬼疰
甘遂味苦寒主大腹疝瘕腹滿面目浮腫留飲宿食
破癥堅積聚利水穀道　主田
白歛味苦平主癰腫疽瘡散結氣止痛除熱目中赤

小兒驚癇温瘧女子陰中腫痛　菟核　白草
青葙子味苦微寒主邪氣皮膚中熱風瘙身痒殺三
蟲子名草決明療脣口青　草蒿　萋蒿
雚菌味鹹平主心痛温中去長蟲白㿗蟯蟲蛇螫毒
癥瘕諸蟲　雚蘆
白及味苦平主癰腫惡瘡敗疽傷陰死肌胃中邪氣
賊風鬼擊痱緩不收　甘根　連及草
大戟味苦寒主蠱毒十二水腹滿急痛積聚中風皮
膚疼痛吐逆　邛鉅
澤漆味苦微寒主皮膚熱大腹水氣四肢面目浮腫

丈夫陰氣不足
茵芋味苦溫主五藏邪氣心腹寒熱羸瘦如瘧狀發作有時諸關節風濕痺痛
貫衆味苦微寒主腹中邪熱氣諸毒殺三蟲　貫節　貫渠　百頭　虎卷　扁府
芫花味苦寒主傷寒溫瘧下十二水破積聚大堅癥瘕蕩滌腸胃中留癖飲食寒熱邪氣利水道
牙子味苦寒主邪氣熱氣疥瘙惡瘍瘡痔去白蟲　狼牙
羊躑躅味辛溫主賊風在皮膚中淫淫痛溫瘧惡毒

諸痺

芫花味辛温主欬逆上氣喉鳴喘咽腫氣短蠱毒鬼

瘧疝瘕癰腫殺蟲魚去水

姑活味甘温主大風邪氣濕痺寒痛久服輕身益壽

耐老　冬葵子

別羇味苦微温主風寒濕痺身重四肢疼痠寒邪歷

節痛

商陸味辛平主水腫疝瘕痺熨除癰腫殺鬼精物

葛根　夜呼

羊躑味苦寒主頭禿疥瘙除熱女子陰蝕　東方宿

連蟲陸　鬼目

扁蓄味苦平主浸淫疥瘙疽痔殺三蟲

狼毒味辛平主欬逆上氣破積聚飲食寒熱水氣惡

瘡鼠瘻疽蝕鬼精蠱毒殺飛鳥走獸　續毒

鬼臼味辛微溫主殺蠱毒鬼疰精物辟惡氣不祥逐

邪解百毒　犀爵　馬目毒公　九臼

白頭翁味苦溫主溫瘧狂易寒熱癥瘕積聚癭氣逐

血止痛療金瘡　野丈人　胡王使者

羊桃味苦寒主熛熱身暴赤色除小兒熱風水積聚

惡瘍　鬼桃　羊腸

女青味辛平主蠱毒逐邪惡氣殺鬼溫瘧辟不祥

雀瓢

連翹味苦平主寒熱鼠瘻瘰癧癰腫癭瘤結熱蠱毒

異翹　蘭華　折根　軹　三廉

石下長卿味鹹平主鬼疰精物邪氣惡鬼殺百精蠱毒老魅注易亡走啼哭悲傷恍惚　徐長卿

䕡茹味辛寒主蝕惡肉敗瘡死肌殺疥蟲排膿惡血除大風熱氣善忘不寐

烏韭味甘寒主皮膚往來寒熱利小腸膀胱氣

鹿藿味苦平主蠱毒女子腰腹痛不樂腸癰瘰癧瘍

氣
蚤休味苦微寒主驚癇搖頭弄舌熱氣在腹中癲疾
癰瘡陰蝕下三蟲去蛇毒　蚩休
石長生味鹹微寒主寒熱惡瘡大熱除辟鬼氣不祥
丹草
陸英味苦寒主骨間諸痺四肢拘攣疼痠膝寒痛陰
痿短氣不足腳腫
藎草味苦平主久欬上氣喘逆久寒驚悸痂疥白禿
瘍氣殺皮膚小蟲
牛扁味苦微寒主身皮瘡熱氣可作浴湯殺牛蝨小

虫療牛病

夏枯草味苦微寒主寒熱瘰癧鼠瘻頭瘡破癥散癭結氣脚腫濕痹輕身　夕句　乃東

屈草味苦主胸脇下痛邪氣腸間寒熱陰痹久服輕身益氣耐老

巴豆味辛溫主傷寒溫瘧寒熱破癥瘕結聚堅積留飲痰澼大腹水脹蕩練五藏六府開通閉塞利水穀道去惡肉除鬼毒蠱疰邪物殺蟲魚　巴椒

蜀椒味辛溫主邪氣欬逆溫中逐骨節皮膚死肌寒濕痹痛下氣久服之頭不白輕身增年

皂莢味辛溫主風痺死肌邪氣風頭淚出利九竅殺精物

柳華味苦寒主風水黃疸面熱黑　柳絮　葉主馬疥痂瘡　實主潰癰逐膿血　子汁療渴

楝實味苦寒主溫疾傷寒大熱煩狂殺三虫疥瘍利小便水道

郁李仁味酸平主大腹水腫面目四肢浮腫利小便水道　根主齒齗腫齲齒堅齒　爵李

莽草味辛溫主風頭癰腫乳癰疝瘕除結氣疥瘙殺蟲魚

雷丸味苦寒主殺三虫逐毒氣胃中熱利丈夫不利
女子作摩膏除小兒百病
梓白皮味苦寒主熱去三虫
桐葉味苦寒主惡蝕瘡着陰　皮主五痔殺三虫
石南味辛平主養腎氣内傷陰衰利筋骨皮毛
實殺虫毒破積聚逐風痺　鬼目
黄環味苦平主虫毒鬼疰鬼魅邪氣在藏中除欬逆
寒熱　凌泉　大就
溲疏味辛寒主身皮膚中熱除邪氣止遺溺可作浴
湯

鼠李味苦微寒主寒熱瘰癧瘡

松蘿味苦平主瞋怒邪氣止虚汗頭風女子陰寒腫

痛　女蘿

藥實根味辛温主邪氣諸疼痠續絶傷補骨髓

連木

蔓椒味苦平主風寒濕痺歷節疼除四肢厥氣膝痛

豕椒

欒華味苦寒主目痛淚出傷眥消目腫

淮木味苦平主久欬上氣傷中虚羸女子陰蝕漏下

赤白沃　百歲城中木

大豆黃卷味甘平主濕痺筋攣膝痛

腐婢味辛溫主痎瘧寒熱邪氣洩利陰不起病酒頭痛

瓜蒂味苦寒主大水身面四肢浮腫下水殺蠱毒欬逆上氣及食諸果病在胸腹中皆吐下之

苦瓠味苦寒主大水四肢面目浮腫下水令人吐

六畜毛蹄甲味鹹平主鬼疰蠱毒寒熱驚癇癲痓狂走駱駝毛又良

鷰屎味辛平主蠱毒鬼疰逐不祥邪氣破五癃利小便

天鼠屎味辛寒主面癰腫皮膚洗洗時痛腹中血氣
破寒熱積聚除驚悸
伏翼味鹹平主目瞑明目夜視有精光久服令人喜
樂媚好無憂　蝙蝠
鼺鼠主墮胎令產易
蝦蟇味辛寒主邪氣破癥堅血癰腫陰瘡服之不患
熱病
馬刀味辛微寒主漏下赤白寒熱破石淋殺禽獸賊
鼠
蟹味鹹寒主胸中邪氣熱結痛喎僻面腫敗漆燒之

致鼠

蛇蛻味醎平主小兒百二十種驚癇瘈瘲癲疾寒熱腸痔蟲毒蛇癇火熬之良　龍子衣　龍付弓衣　龍子單衣

蝟皮味苦平主五痔陰蝕下血赤白五色血汁不止陰腫痛引腰背酒煮殺之

蠮螉味辛平主久聾欬逆毒氣出刺出汗

蜣蜋味醎寒主小兒驚癇瘈瘲腹脹寒熱大人癲疾狂易　蛣蜋

蛞蝓味醎寒主賊風喎僻軼筋及脫肛驚癇攣縮

陵蠡

白頸蚯蚓味醎寒主蛇瘕去三虫伏尸鬼疰蠱毒殺
長虫仍自化作水

蠐螬味醎微溫主惡血血瘀痺氣破折血在脇下堅
滿痛月閉目中滛膚青翳白膜　蟦蠐

石蠶味醎寒主五癃破石淋墮胎肉解結氣利水道
除熱　沙虱

雀甕味甘平主小兒驚癇寒熱結氣蠱毒鬼疰
蛅蟖

樗雞味苦平主心腹邪氣陰痿益精強志生子好顏

色補中輕身

斑猫味辛寒主寒熱鬼疰蠱毒鼠瘻惡瘡疽蝕死肌破石癃

龍尾

螻蛄味鹹寒主產難出肉中刺潰癰腫下哽噎解毒除惡瘡

螻蛄　天螻　蟄　夜出者良

蜈蚣味辛温主鬼疰蠱毒噉諸蛇虫魚毒殺鬼物老精温瘧去三虫

馬陸味辛温主腹中大堅癥破積聚息肉惡瘡白秃百足

地膽味辛寒主鬼疰寒熱鼠瘻惡瘡死肌破癥墮

胎　蚖青
螢火味辛微温主明目小兒火瘡傷熱氣蠱毒鬼疰
通神精　夜光
衣魚味醎温主婦人疝瘕小便不利小兒中風項強
背起摩之　白魚
鼠婦味酸温主氣癃不得小便婦人月閉血瘕癇痓
寒熱利水道　負蟠　蛜蝛
水蛭味醎平主逐惡血瘀血月閉破血瘕積聚無子
利水道
木蝱味苦平主目赤腫眥傷泣出瘀血血閉寒熱酸

斷無子　魂常

蜚蝱味苦微寒主逐瘀血破下血積堅痞癥瘕寒熱

通利血脉及九竅

蜚蠊味鹹寒主血瘀癥堅寒熱破積聚咽喉痺內寒

無子

䗪蟲味鹹寒主心腹寒熱洗洗血積癥瘕破堅下血

閉生子　地鼈

貝子味鹹平主目瞖鬼疰蠱毒腹痛下血五癃利水

道燒用之良

校正門人

陳邦彥字伯先　吳晟字克明

胡允隆字士偉　鄭元復字子來

徐宗熈字志先　陳俶字無俶

徐大化字聖可　任嗣武字繩甫

朱竹字仲修　潘茂實字碩甫

方雲超字漢飛　趙林楚字大椿

神農本經終

暘谷先生著
本經攷異　逓刻
寛政十一己未冬十月
和泉屋庄次郎
江戸書肆　發行
足利屋勘六

清康熙過孟起輯復本《神農本草經》

楊明明

提 要

過孟起，字繹之，號筠谷，清代長洲（今江蘇蘇州）人，業儒而兼工醫術。清康熙年間，行醫于蘇州府吴縣光福里，里中皆稱之良醫，尤精痘疹，曾刻私藏抄本明代醫書《仙傳痘疹奇書》，造福一方，好友黄中堅爲其書寫重刻序言。過氏編撰《吴中醫案》，輯録蘇州一帶醫家治驗之精華，該書現已亡佚。清代中期蘇州名醫唐大烈所編《吴醫匯講》，很大程度上是對過氏《吴中醫案》的仿效、借鑒。過氏所輯《本草經》三卷，今僅存殘本。過氏在戲曲方面也有一定造詣，屬于以李玉爲首的『蘇州派』昆劇作家群成員，曾與朱素臣、盛國琦合撰傳奇劇《定蟾宫》。（過孟起生平見張亞妮、楊奕望《清初『蘇州派』作家過孟起的醫藥編輯》，《中醫藥文化》，二〇一九年第三期）

過孟起所輯《本草經》成書于清康熙二十六年（一六八七），爲現存清代最早的《神農本草經》輯本。原書三卷，中、下兩卷散佚，今殘存上卷，包含序、卷數、序録、上品藥目録，以及自丹砂至胡麻一百零四種藥物的相關内容，共二十五頁，約六千餘字。序僅剩末頁（第四頁），爲過孟起自序，尾頁文末題『康熙丁卯長洲後學過孟起繹之父謹序于筠谷之起瑞堂』，文末鈐陽文『繹之』、陰文『過孟起印』各一枚。在『本草經卷上』『本草經卷中』『本草經卷下』目後又有過孟起對《本草經》分卷的一段論述：

梁《七録》曰：《神農本草》三卷。《帝王世紀》曰：黄帝使岐伯嘗味草木，定《本草經》，造醫方，以療衆疾。陶弘景序作四卷，唐本亦作四卷。韓保昇又云：《本草》上、中、下，并序録合四卷。又據陶序後朱書云：《本草經》卷上、卷中、卷下。按《本經》以朱書，《别録》以墨書。四字，當作三，傳寫之誤也，今從三卷爲正。

不同輯本的《神農本草經》所分卷數亦多不同，如盧復本和孫星衍、孫馮翼本分爲三卷，王闓運本、顧觀光本皆分爲四卷。各本卷數之不同固然與編輯體例有關，但主要分歧還在于『序録』部分是否單列一卷，故過氏在卷首對輯本的卷數做專門論述，認爲陶弘景《本草經集注》序中所言『四卷』之『四』當『三』之訛字，由此可知，過氏認爲將《神農本草經》分作三卷，即『序録』部分不單獨分卷，更接近《本草經》原貌。

該本完整保存了卷上『上品藥一百二十種』的目録，從所列藥名、次序與數目來看，其依據的當爲《本草綱目》卷二之『神農本草經目録』。所不同者，『酸棗』改爲『酸棗仁』，此與盧復本同，與别本不同。正文殘餘十八頁，包括自丹砂至胡麻一百零四種藥物的性味、功效、主治及别名等内容。次第羅列《神農本草經》條文，不注出處，亦無校記，標有句讀。序録置于正文前單列，三品藥物各自成卷，每卷卷首皆爲該卷藥物目録，其後爲藥物條文。每味藥物的藥名頂格，并用黑色六角括號分隔，條文有句讀，包含該藥性味、主治、别名等，藥物未分部，無産地、校勘記。

從過孟起本殘卷内容來看，其編寫體例如目録、藥物的分部、行文甚至具體用字都與盧復本相同。例如，每種藥物項下所記别名，盧復本、過孟起本皆置于條目之末，僅在『雲母』條後有『又名』小字標注，後列别名，而之後所録藥物别名皆無標注，直接列于條末，與正文間隔一个字空。然過孟起本亦有其特色，如每種藥物下的性味和主治病證之間、主治病證與久服功效之間皆用黑色横綫隔開，具體服用方法如『作湯』『作煎餌』等下亦加横綫隔開，同一種藥物之副藥『根』『莖』等加六角括號，以區别不同功效。

從過孟起本的體例、輯録内容等來判斷，過氏應該參考了明代的盧復本，在具體藥物條目中又對標識體例進行了改良。從盧、過兩種輯本中有些内容沿襲了《本草綱目》的錯誤來看，這些内容應該是直接從《本草綱目》中輯録出来的。如盧復本、過孟起本二本『序録』中『藥有陰陽配合，子母兄弟，根莖花實，苗皮骨肉。』其『苗皮骨肉』，與《本草綱目》同，《證類本草》作『草石骨肉』，其他輯本中只有姜國伊本亦作『苗皮骨肉』，姜國伊本亦是主要依據《本草綱目》进行輯佚。此外，如甘草之功效『倍氣力』（同《本草綱目》原本卷十二），盧復本、過孟起本、姜國伊本同，别本皆作『倍力』；薯蕷之功效『强陰』（同《本草綱目》原本卷二十七），盧復本、過孟起本、姜國伊本同，别本無；蒺藜子之名《本草綱目》卷十六作『休羽』，盧復本、過孟起本、姜國伊本同，孫星衍、孫馮翼本和森立之本作『豺羽』。諸如此類，皆可證盧復本、過孟起本是直接根據《本草綱目》輯録而成。

總的來説，過孟起本大部分承襲了盧復本，也反映了盧復本在清代影響較大。而過孟起本作爲清代《神農本草經》最早的輯本，雖殘缺不全，仍具有獨特的學術價值。現存清康熙二十六年（一六八七）刻本之殘本，藏于上海中醫藥大學圖書館。該本曾收録于《中國本草全書》之中（由中國文化研究會于一九九六年至二〇〇二年編輯，華夏出版社出版）。

踴躍贊歎而不敢自已者
也
康熙丁卯長洲後學過孟
起繹之父謹序于鈞谷
之起瑞堂

序四

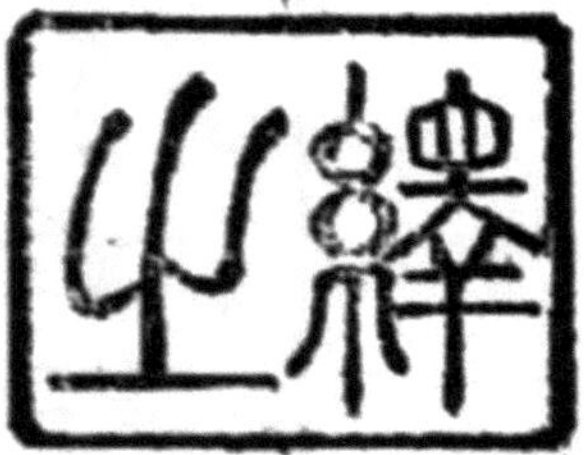

本草經

後學過孟起繹之父重修

本草經卷上

本草經卷中

本草經卷下

梁七録曰。神農本草三卷。帝王世紀曰。黄帝使岐伯嘗味草木。定本草經。造醫方以療衆疾。陶弘景序作四卷。唐本亦作四卷。韓保昇文云。本草上中下。并序錄合四卷。又據陶序後朱書云。本草經卷上。卷中。卷下。按本經以朱書。別錄以墨書。四字。當作三。傳寫之誤也。今從三卷為正。

本草經

後學過孟起繹之父重修

上藥一百二十種爲君。主養命。以應天。無毒。多服久服不傷人。欲輕身益氣。不老延年者。本上經。

中藥一百二十種爲臣。主養性。以應人。無毒有毒。斟酌其宜。欲遏病補虛羸者。本中經。

下藥一百二十五種，爲佐使，主治病以應地，多毒，不可久服。欲除寒熱邪氣，破積聚愈疾者，本下經。

三品合三百六十五種，法三百六十五度，一度應一日，以成一歲。

藥有君臣佐使，以相宣攝合和，宜一君二臣三佐五使，又可一君三臣九佐使也。

藥有陰陽配合，子母兄弟，根莖花實，苗皮

骨肉。有單。行者。有相須者。有相使者。有相畏者。有相惡者。有相反者。有相殺者。凡此七情。合和視之。當用相須相使者良。勿用相惡相反者。若有毒宜制。可用相畏相殺者。不爾。勿合用也。

藥有酸鹹甘苦辛五味。又有寒熱溫涼四氣。及有毒無毒。陰乾暴乾。採造時月。生熟土地所出。眞僞陳新。並各有法。

藥性有宜丸者。宜散者。宜水煮者。宜酒漬者。宜膏煎者。亦有一物兼宜者。亦有不可入湯酒者。並隨藥性。不得違越。

凡欲療病。先察其源。先候病機。五藏未虛。六府未竭。血脉未亂。精神未散。服藥必活。若病已成。可得半愈。病勢已過。命將難全。

若用毒藥療病。先起如粟麥。病去即止。不去倍之。不去十之。取去爲度。

療寒以熱藥。療熱以寒藥。飲食不消。以吐下藥。鬼疰蠱毒。以毒藥。癰腫瘡瘤。以瘡藥。風濕。以風濕藥。各隨其所宜。

病在胸膈已上者。先食後服藥。病在心腹已下者。先服藥而後食。病在四肢血脉者。宜空腹而在旦。病在骨髓者。宜飽滿而在夜。

夫人病之主。有中風。傷寒。寒熱。溫瘧。中惡。

霍亂。大腹。水腫腸澼。下痢。大小便不通。奔豚。上氣欬逆嘔吐。黄疸。消渴。留飲癖食。堅積癥瘕。癲邪。驚癇鬼疰。喉痺。齒痛耳聾目盲。金瘡踒折癰腫。惡瘡痔瘻癭瘤。男子五勞七傷。虚乏之羸瘦。女子帶下崩中。血閉陰蝕。虫蛇蠱毒所傷。此大畧宗兆。其間變動枝葉。各宜依端緒以收之。

本草經卷上

後學過孟起繹之爻重修

上品藥一百二十種

丹砂　雲母　玉泉　石鍾乳

礬石　消石　朴消　滑石

空青　曾青　禹餘糧　太一餘糧

白石英　紫石英　五色石脂

菖蒲　菊花　人參　天門冬

甘草　乾地黃　朮　菟絲子
牛膝　茺蔚子　女萎　防葵
麥門冬　獨活　車前子　木香
薯蕷　薏苡人　澤瀉　遠志
龍胆　細辛　石斛　巴戟天
白英　白蒿　赤箭　菴蕳子
菥蓂子　蓍實　赤芝　黑芝
青芝　白芝　黃芝　紫芝

卷柏　藍實　蘼蕪　黃連
絡石　蒺藜子　黃耆　肉蓯蓉
防風　蒲黃　香蒲　續斷
漏蘆　天名精　決明子　丹參
飛廉　五味子　旋花　蘭草
蛇床子　地膚子　景天　茵蔯蒿
杜若　沙參　徐長卿　石龍蒭
雲實　王不留行　牡桂

菌桂　松脂　槐實　枸杞
橘柚　柏實　茯苓　榆皮
酸棗仁　乾漆　蔓荊實　辛夷
杜仲　桑上寄生　女貞實
蕤核　藕實莖　大棗　葡萄
蓬蘽　雞頭實　胡麻　麻蕡
冬葵子　莧實　白冬瓜子
苦菜　龍骨　麝香　熊脂

白膠　阿膠　石蜜　蜂子

蜜蠟　牡蠣　龜甲　桑螵蛸

本草經　卷上　三

本草經卷上

後學過孟起繹之父重修

丹砂味甘微寒主身體五藏百病養精神安魂魄益氣明目殺精魅邪惡鬼久服通神明不老能化爲汞

雲母味甘平主身皮死肌中風寒熱如在車舟上除邪氣安五藏益子精明目久服輕身延年又名雲珠　雲華　雲英

雲液　雲砂　磷石

玉泉味甘。平。主五藏百病。柔筋強骨。安䰟魄。長肌肉。益氣。人臨死服三斤。死三年。色不變。　玉札

石鍾乳味甘。溫。主欬逆上氣。明目益精。安五藏。通百節。利九竅。下乳汁。

礬石味酸。寒。主寒熱。洩痢白沃。陰蝕惡瘡。目痛。堅骨齒。煉餌服之。輕身不老增年。

羽碮

消石味苦寒。主五藏積熱。胃脹閉。滌去蓄結飲食。推陳致新。除邪氣。鍊之如膏。久服。輕身。　芒消

朴消味苦寒。王百病。除寒熱邪氣。逐六府積聚結固畱癖。能化七十二石。鍊餌服之。輕身神仙。

滑石味甘。寒。主身熱洩澼。女子乳難癃閉。

利小便。蕩胃中積聚寒熱。益精氣。久服。輕身耐饑長年。

空青 味甘。寒。主青盲耳聾。明目。利九竅。通血脉。養精神。久服。輕身延年不老。

曾青 味酸。小寒。主目痛。止淚出。風痺。利關節。通九竅。破癥堅積聚。久服。輕身不老。能化金銅。

禹餘糧 味甘。寒。主欬逆寒熱煩滿。下赤白血閉癥瘕大熱。煉餌服之。不饑輕身延年。

太一餘糧　味甘。平。主欬逆上氣。癥瘕血閉漏下。久服。耐寒暑。不饑輕身。飛行千里。神仙。　石腦

白石英　味甘。微溫。主消渴。陰痿不足。欬逆胸膈間久寒。益氣。除風濕痺。久服。輕身長年。

紫石英味甘。溫。主心腹欬逆邪氣。補不足
女子風寒在子宮。絕孕。十年無子。久服
溫中輕身延年。

青石。赤石。黃石。白石。黑石脂。等味甘。平。主
黃疸。洩痢腸澼。膿血陰蝕。下血赤白。邪
氣癰腫。疽痔惡瘡。頭瘍疥瘙。久服。補髓
益氣。肥健不饑。輕身延年。五石脂。各隨
五色補五藏。

菖蒲味辛溫。主風寒濕痹。欬逆上氣。開心孔。補五藏。通九竅。明耳目。出音聲。久服輕身。不忘不迷惑。延年。 昌陽

菊花味甘。平。主風頭頭眩腫痛。目欲脫淚出。皮膚死肌。惡風濕痹。久服。利血氣。輕身耐老延年。 節華

人參味甘。微寒。主補五藏。安精神。定魂魄。止驚悸。除邪氣。明目開心益智。久服。輕

身延年。人銜　鬼盖

天門冬味苦。平。主諸暴風濕偏痺。強骨髓

殺三蟲。去伏尸。久服。輕身益氣延年。

顛勒

甘草味甘。平。主五藏六府寒熱邪氣。堅筋

骨。長肌肉。倍氣力。金瘡尰。解毒。久服。輕

身延年。

乾地黃味甘。寒。主折跌絶筋。傷中。逐血痺

填骨髓。長肌肉。作湯。除寒熱積聚。除痺。
生者尤良。久服。輕身不老。　地髓

术　味苦。溫。主風寒濕痺。死肌痙疸。止汗除
熱消食。作煎餌。久服。輕身延年不饑。
山薊

菟絲子　味辛。平。主續絕傷。補不足。益氣力
肥健。汁去面䵟。久服。明目輕身延年。
菟蘆

牛膝味苦。平。主寒濕痿痺。四肢拘攣。膝痛
不可屈伸。逐血氣傷熱。火爛墮胎。久服
輕身耐老。百倍

茺蔚子味辛。微溫。主明目益精。除水氣。久
服。輕身。莖主癮疹痒。可作浴湯。益明
益母　大札

女萎味甘。平。主中風暴熱。不能動搖。跌筋
結肉。諸不足。久服。去面黑䵟。好顏色。潤

澤。輕身不老。

防葵味辛。寒。主疝瘕腸洩膀胱熱結溺不下。欬逆溫瘧。癲癇驚邪狂走。久服。堅骨髓。益氣輕身。　梨蓋

麥門冬味甘。平。主心腹結氣。傷中傷飽胃絡脈絕。羸瘦短氣。久服。輕身不老不饑

獨活味苦。平。主風寒所擊金瘡。止痛賁豚癇痓。女子疝瘕。久服。輕身耐老。　羌活

本草經　卷上

菴青　護菴使者

車前子味甘。寒。主氣癃止痛。利水道小便。除濕痺。久服。輕身耐老。　當道

木香味辛。溫。主邪氣。辟毒疫溫鬼。强志。主淋露。久服不夢寤魘寐。

薯蕷味甘。溫。主傷中。補虛羸。除寒熱邪氣。補中益氣力。長肌肉。强陰。久服。耳目聰明。不饑延年。　山芋

薏苡仁味甘。微寒。主筋急拘攣不可屈伸。風濕痺。下氣。久服。輕身益氣。其根下三虫。

蠡解

澤瀉味甘。寒。主風寒濕痺。乳難。消水。養五藏。益氣力。肥健。久服。耳目聰明。不饑。延年。輕身。面生光。能行水上。

水瀉　芒芋　鵠瀉

遠志味苦。溫。主欬逆傷中。補不足。除邪氣。

利九竅。益智慧。耳目聰明。不忘。強志倍力。久服。輕身不老。葉名小草。　棘菀　葽繞　細草

龍胆　味苦寒。主骨間寒熱。驚癇。邪氣。續絕傷。定五藏。殺蠱毒。久服。益智不忘。輕身耐老。　陵游

細辛　味辛。溫。主欬逆上氣。頭痛腦動。百節拘攣。風濕痹痛死肌。久服。明目利九竅。

輕身長年

石斛味甘。平。主傷中。除痹下氣。補五藏虛
勞羸瘦。強陰。久服。厚腸胃。輕身延年。
林蘭

巴戟天味辛。微溫。主大風邪氣。陰痿不起。
強筋骨。安五藏。補中增志益氣。

白英味甘。寒。主寒熱八疸消渴。補中益氣。
久服。輕身延年。　穀菜

白蒿味甘。平。主五藏邪氣風寒濕痹。補中益氣。長毛髮令黑。療心懸少食常饑。久服。輕身。耳目聰明不老。

赤箭味辛。溫。主殺鬼精物。蠱毒惡氣。久服。益氣力。長陰肥健。輕身增年。　離母　鬼督郵

菴蕳子味苦。微寒。主五藏瘀血。腹中水氣臚脹。留熱。風寒濕痹。身體諸痛。久服。輕

身延年不老。

菥蓂子 味辛。微溫。主明目。目痛淚出。除痹。補五藏。益精光。久服。輕身不老。 蔑菥 大蕺 馬辛

蓍實 味苦。平。主益氣。充肌膚。明目。聰慧先知。久服。不饑不老輕身。

赤芝 味苦。平。主胸中結。益心氣。補中。增智慧不忘。久服。輕身不老。延年神仙。 丹

芝

黑芝味鹹。平。主癃。通九竅。益腎氣。利水道。聰察。久服。輕身不老。延年神仙。　玄芝

青芝味酸。平。主明目。補肝氣。安精魂。仁恕。久食。輕身不老。延年神仙。　龍芝

白芝味辛。平。主欬逆上氣。益肺氣。通利口鼻。強志意勇悍。安魄。久食。輕身不老。延年神仙。　玉芝

黃芝味甘。平。主心腹五邪。益脾氣。安神忠
信和樂。久食。輕身不老。延年神仙。金
芝
紫芝味甘。溫。主耳聾。利關節。保神益精氣
堅筋骨。好顏色。久服。輕身不老延年。
木芝
卷柏味辛。溫。主五藏邪氣。女子陰中寒熱
痛。癥瘕血閉絕子。久服。輕身和顏色。

萬歲

藍實味苦。寒。主解諸毒。殺蠱蚑疰鬼螫毒。
久服。頭不白輕身。

蘼蕪味辛。溫。主欬逆。定驚氣。辟邪惡。除蠱
毒鬼疰。去三虫。久服通神。 薇蕪

黃連味苦。寒。主熱氣目痛。眥傷泣出。明目。
腸澼腹痛下痢。婦人陰中腫痛。久服。令
人不忘。 王連

絡石味苦。溫。主風熱死肌。癰瘍口乾。舌焦

癰腫不消。喉舌腫。水漿不下。久服。輕身

明目潤澤好顏色。不老延年。　石鯪

蒺梨子味苦。溫。主惡血。破癥結積聚。喉痹

乳難。久服。長肌肉。明目輕身。　旁通

屈人　止行　休羽　升推

黃耆味甘。微溫。主癰疽久敗瘡。排膿止痛

大風癩疾。五痔鼠瘻。補虛。小兒百病。

戴糝

肉蓯蓉味甘。微溫。主五勞七傷。補中。除莖中寒熱痛。養五藏。強陰益精氣。多子。婦人癥瘕。久服。輕身。

防風味甘。溫。主大風頭眩痛。惡風。風邪目盲無所見。風行周身。骨節疼痹煩滿。久服。輕身。銅芸

蒲黃味甘。平。主心腹膀胱寒熱。利小便。止

血消瘀血久服。輕身益氣力。延年神仙。

香蒲味甘。平。主五藏心下邪氣。口中爛臭。堅齒明目聰耳。久服。輕身耐老。睢

續斷味苦。微溫。主傷寒補不足。金瘡癰瘍折跌續筋骨。婦人乳難。久服。益氣力。

龍豆　屬折

漏蘆味苦。寒。主皮膚熱。惡瘡疽痔濕痺。下乳汁。久服。輕身益氣。耳目聰明。不老延

年。　野蘭

天名精　味甘。寒。主瘀血血瘕欲死。下血止
血。利小便。除小蟲。去痺。除胸中結熱。止
煩渴。久服。輕身耐老。　麥句薑　蝦蟆
藍　豕首

決明子　味鹹。平。主青盲目淫。膚赤白膜。眼
赤痛淚出。久服。益精光。輕身。

丹參　味苦。微寒。主心腹邪氣。腸鳴幽幽如

走水寒熱積聚破癥除瘕止煩滿益氣

郄蟬草

飛廉味苦平主骨節熱脛重酸疼久服令
人身輕　飛輕

五味子味酸溫主益氣欬逆上氣勞傷羸
瘦補不足強陰益男子精

旋花味甘溫主益氣去面皯黑色媚好其
根味辛主腹中寒熱邪氣利小便久服

不饑輕身。　筋根花　金沸
蘭草味辛。平。主利水道。殺蠱毒。辟不祥。久
服。益氣。輕身不老。通神明。　木香
蛇床子味苦。平。主婦人陰中腫痛。男子陰
痿濕痒。除痺氣。利關節。癲癇惡瘡。久服。
輕身。　蛇粟　蛇米
地膚子味苦。寒。主膀胱熱。利小便。補中益
精氣。久服耳目聰明。輕身耐老。　地葵

景天味苦。平。主大熱。火瘡身熱。煩邪惡氣

花主婦人漏下赤白。輕身明目。 戒火

愼火

茵陳蒿味苦。平。主風濕寒熱邪氣。熱結黃

疸。久服。輕身益氣耐老。

杜若味辛。微溫。主胸脇下逆氣。溫中。風入

腦戶頭腫痛。多涕淚出。久服。益精明目

輕身。 杜蘅

沙參味苦。微寒。主血結驚氣。除寒熱。補中益肺氣。久服。利人。　知母

徐長卿味辛。溫。主鬼物百精。蠱毒疫疾。邪惡氣。瘟瘧。久服。强悍輕身。　鬼督郵

石龍蒭味苦。微寒。主心腹邪氣。小便不利淋閉。風濕鬼疰惡毒。久服。補虛羸輕身。耳目聰明延年。　龍鬚　草續斷

惡結氣。止痛。除寒熱。花主見鬼精物。多食。令人狂走。久服。輕身通神明。

王不留行味苦。平。主金瘡。止血逐痛出刺。除風痺內寒。久服。輕身耐老增壽。

牡桂味辛。溫。主上氣欬逆。結氣喉痺。吐吸。利關節。補中益氣。久服。通神。輕身不老。

菌桂味辛。溫。主百病。養精神。和顏色。爲諸藥先聘通使。久服。輕身不老。面生光華。

媚好常如童子。

松脂 味苦。溫。主癰疽惡瘡。頭瘍白禿。疥瘙風氣。安五藏。除熱。久服。輕身不老延年。

松膏 松肪

槐實 味苦。平。主五內邪氣熱。止涎唾。補絕傷。五痔火瘡。婦人乳瘕。子藏急痛。

枸杞 味苦。寒。主五內邪氣熱中。消渴周痺。久服。堅筋骨。輕身不老。 杞根 地骨

枸忌 地輔

橘柚 味辛溫。主胸中瘕熱逆氣。利水穀。久服。去臭下氣通神。 橘皮

柏實 味甘平。主驚悸。安五藏。益氣。除風濕痹。久服。令人潤澤美色。耳目聰明。不饑不老。輕身延年。

茯苓 味甘平。主胸脇逆氣。憂恚驚邪恐悸。心下結痛。寒熱煩滿欬逆。口焦舌乾。利

本草經　卷上

小便。久服。安魂養神不饑延年

榆皮味甘。平。主大小便不通。利水道。除邪氣。久服。輕身不饑。其實尤良。零榆

酸棗仁味酸。平。主心腹寒熱。邪結氣聚。四肢酸疼濕痹。久服。安五藏。輕身延年。

乾漆味辛。溫。主絕傷補中。續筋骨。塡髓腦。安五藏五緩六急。風寒濕痹。久服。輕身耐老。生漆去長虫。

蔓荆實 味苦。微寒。主筋骨間寒熱。濕痺拘攣。明目堅齒。利九竅。去白虫。久服。輕身耐老。小荆實 亦等。

辛夷 味辛。溫。主五藏身體寒熱。風頭腦痛。面䵟。久服。下氣輕身。明目增年耐老。

辛矧 侯桃 房木

杜仲 味辛。平。主腰脊痛。補中益精氣。堅筋骨。強志。除陰下濕痒。小便餘瀝。久服。輕

身耐老。 思仙

桑上寄生 味辛。平。主腰痛。小兒背強癰腫。安胎。充肌膚。堅髮齒。長鬚眉。其實明目輕身通神。 寄屑 寓木

女貞實 味苦。平。主補中。安五藏。養精神。除百疾。久服。肥健輕身不老。

蕤核 味甘。溫。主心腹邪熱結氣。明目目赤。痛傷淚出。久服。輕身益氣不饑。

藕實莖味甘。平。主補中養神。益氣力。除百疾。久服。輕身。耐老。不饑延年。水芝丹

大棗味甘。平。主心腹邪氣。安中養脾。助十二經。平胃氣。通九竅。補少氣少津液。身中不足。大驚四肢重。和百藥。久服。輕身長年。葉覆麻黄。能令出汗。

葡萄味甘。平。主筋骨濕痺。益氣倍力強志。令人肥健耐老。忍風寒。久食。輕身不饑

延年。可作酒。

雞頭實味甘。平。主濕痺。腰脊膝痛。補中。除暴疾。益精氣。强志。令耳目聰明。久服。輕身不饑耐老神仙。　鴈喙食

蓬蘽味酸。平。主安五藏。益精氣。長陰令堅。强志倍力。有子。久服。輕身不老。　覆盆

胡麻味甘。平。主傷中虛羸。補五內。益氣力。長肌肉。填髓腦。久服。輕身不老。　巨勝

日丹波元簡輯復本《神農本草經》

楊東方

提要

丹波家族世傳醫學，后丹波元孝（一六九五—一七六六）改姓多紀。丹波元孝之五子丹波元德（一七三三—一八〇一）繼其學。丹波元德長子即丹波元簡（一七五五—一八一〇），丹波元簡字廉夫，號桂山、櫟窗，學問博大精深，著有《素問識》《素問記聞》《傷寒論輯義》《金匱玉函要略輯義》《脉學輯要》《觀聚方要補》等著作。其子丹波元胤（一七八九—一八二七）、丹波元堅（一七九五—一八五七）得其傳。

馬繼興先生曾談及丹波元簡輯本：『約一七七八年，見《聿修堂藏書目録》，已佚。』（馬繼興著《經典醫籍版本考》，中醫古籍出版社，一九八七年版，第五十七頁）實際上，該本仍存于世，現藏于日本國立國會圖書館，白井光太郎舊藏，有『白井氏藏書』藏書印。白井光太郎（一八六三—一九三二），日本著名本草學家，著有《日本博物學年表》《植物妖异考》《植物渡來考》《樹木和名考》等。

丹波元簡所輯《神農本草經》比較簡單，衹是將宋版《太平御覽》中有關《本草經》的内容輯録出來。丹波元簡識語云：『右《太平御覽》，丙辰十二月借官庫宋本摘録。魚陰之訛，猶未能免也。元簡識。』又云：『十二月廿四日夜校訖。』這既説明了輯録的方法、取材，也表明了輯録的時間爲日本寬政八年（清嘉慶元年，一七九六）。

丹波元簡輯録《神農本草經》，應是想爲以後的相關研究提供資料，但與其子丹波元胤、丹波元堅在整理研究醫學文獻過程中皆很少談及此書，特别是丹波元堅多提及森立之本，對森立之本評價甚高。可見，在丹波父子眼中，丹波元簡輯復本學術價值不高。但作爲研究《神農本草經》的參考資料，該本仍有一定的意義，故加以影印。

特 1
919

本草經 宋版太平御覽採録

太一子曰，凡藥上者養命，中藥養性，下藥養病。神農乃作赭鞭鉤制（尺制切），從六陰陽與太一升五岳四瀆，土地所生草石骨肉心皮毛羽万千類，皆鞭問之，得其所能主治，當其五味，百七十餘毒。

丹砂味甘微寒，生山谷，養精神，益氣，明目（鈆丹味辛微寒）。生平澤，治吐逆胃反，久服成仙，生蜀都。

吳氏本草曰：丹砂，神農甘，黃帝、岐伯苦，有毒，扁鵲苦，李氏大寒，或生武陵，採無時，能化朱成水銀，畏

礜石惡鹹水

青芝一名龍芝食之身輕不老神仙生太山山谷亦生五岳地上

黄芝一名金芝食之神仙生嵩山山谷中

赤芝一名丹芝食之為神仙生霍山山谷

黑芝一名玄芝生恒山山谷

紫芝一名木芝久服延年作神仙生山岳地上色紫形如桑○吴氏本草經曰紫芝一名木芝

紫石英味甘温生太山山谷治心腹嘔逆邪氣補不

足女子風寒在子宮絶孕十年無子久服温中輕身
延年
吴氏本草曰紫石英神農扁鵲甘氣平李氏大寒
雷公太温岐伯甘無毒生太山或會稽採無時欲
令如削紫色頭如樗蒲者
白石英味甘微温生山谷主治消渴陰痿不足嘔逆
益氣除濕痹鬲閒久寒益氣除久服輕身長年生華陰
吴氏本草曰白石英神農甘岐伯黄帝雷公扁鵲
無毒生太山形如紫石英白澤長者二三寸採無

時、久服通日月光、
青石英、形如白石英、青端赤後者是、
赤石英、形如白石英、形赤端　故赤澤有光、味苦、
補心氣、
黄石英、形如白石英、黄色如金在端者是、
黑石英、形如白石英、黑澤有光、
石流黄、味酸生谷中、治婦人陰蝕疽痔、能作金銀物、
生東海、
吴氏本草經曰、石流黄、一名石流黄、神農黄帝雷公

鹹有毒、醫和扁鵲無毒、或生曷陽、或河西、或五色
黄、是濇水石液也、燒令有紫炎者、八月九月採、治
婦人結陰、能化金銀銅鐵、
石流黄、青白色、主益肝氣、明目、
石流赤、生羌道山谷、
石膽、一名畢石、一名君石、生秦州羌道山谷大石間、
或出句青山、其為石也青色、多白文、易破、狀似空青、
能化鐵為銅、合成金銀、練餌食之不老、
吳氏本草經曰、石膽、一名黒石、一名銅勒、神農酸

小寒李氏大寒桐君辛有毒扁鵲苦無毒生羌道或句青山二月庚子辛丑採

石肺一名石肝黑澤有赤文如覆肝置水中即乾濡主益氣明目生水中

石脾一名胃口一名腎石赤文主治胃中寒熱

青石脂味酸平無毒主養肝膽氣

赤石脂味酸無毒養心氣

黄石脂味平無毒主養脾氣

白石脂味甘無毒主養肺氣

黑石脂味甘無毒主養腎氣強陰陽蝕腸泄利
吴氏本草曰五石脂一名青赤黄白黑符神農甘
雷公酸無毒桐君辛無毒季氏小寒生南山或海
涯採無時赤符神農雷公甘黄帝扁鵲無毒季氏
小寒或生少室或生太山色絳滑如脂黄符季氏
小寒雷公苦或生嵩山色如豚腦鴈雛採無時白
符一名隨岐伯雷公酸無毒季氏小寒桐君甘無
毒扁鵲辛或生少室天婁山或太山黑符一名石
泥桐君甘無毒生洛西山空地

凝水石味辛寒生山谷治身熱腹中積聚邪氣煩滿飲之不飢生常山

吴氏本草曰凝水石一名白水石一名寒水石神農辛岐伯醫和甘無毒扁鵲甘無毒季氏太寒或生邯鄲採無時如雲母也

陽起石一名白石味酸微溫生山谷治崩中補足内攣藏中血結氣寒熱腹痛漏下無子陰陽不合生齊地

吴氏本草曰陽起石或作羊字神農扁鵲酸無毒桐君雷公岐伯無毒季氏小寒或生太山或陽起山採

無時、

石鐘乳、一名留公乳、味甘溫、生山谷、明目益精、治欬逆上氣、安五藏、百節、通利九竅、下乳汁、生少室、

吴氏本草曰、鐘乳、一名季氏大寒、或生太山山谷、陰處岸下、聚溜汁所成、如乳汁、黄白色、空中相通、二月三月、採陰乾、

孔公孽、一名通石、味辛溫、生山谷、治食化氣、利九竅下乳汁、治惡瘡疽瘻、生梁山、

吴氏本草曰、孔公孽、神農辛、岐伯鹹、扁鵲鹹無毒、

色青黄
礜石音預一名青分石一名立制石一名固羊石味辛生山谷治寒熱鼠瘻蝕瘡除熱殺百獸生漢中氣吴氏本草曰白礜石一名鼠卿一名太白一名澤乳一名食鹽神農岐伯辛有毒桐君有毒黄帝甘有毒季氏太寒主温熱生漢中或生魏興或生少室十二月採

太一禹餘粮一名石腦味甘平生山谷治欬逆上氣癥瘕血閉漏下除邪久服能忍寒暑不飢輕身飛行

千里神仙生太山

禹餘粮味甘寒生池澤治欬逆寒熱煩滿下利赤白
血閉癥瘕大熱久服輕身生東海
吳氏本草經曰太一禹餘粮一名禹哀神農岐伯
雷公甘平季氏小寒扁鵲甘無毒生太山上有甲
甲中有白白中有黃如鷄子黃色九月採或無時

消石一名芒消味酸苦寒生山谷治五藏積熱生益州
吳氏本草經曰消石神農苦扁鵲甘

朴消味苦寒生山谷治百病除寒熱邪氣（除）六府積聚

結癖山谷之陰有鹹苦之水狀如芒消而麁能化七十二種石練餌服之輕身神仙生益州

吴氏本草曰朴消石神農岐伯雷公無毒生益州或山陰入土千歲不變練之不成不可服

雄黄 吴氏本草曰雄黄神農苦山陰有丹雄黄生山之陽故曰雄是丹之雄所以名雄黄也

雌黄石金味辛平生山谷治身癢諸毒

磁石一名玄石味辛寒生川谷

吴氏本草曰磁石一名磁君

石膏味辛微寒生山谷治心下逆驚喘口乾焦不能息

滑石味苦寒生山谷治身熱泄澼生隷陽

礬石一名羽砠(泥結切) 味鹹酸寒生山谷治寒熱泄利惡瘡目痛堅骨鍊餌久服輕身不老生河西

吳氏本草曰礬石一名羽砠一名羽澤神農岐伯酸扁鵲鹹雷公酸無毒生河西或隴西或武都石門採無時岐伯久服傷人骨

曾青生蜀都名山其山有銅者曾青出其陽青者銅之精能化金銅

空青、味甘寒、生山谷、明目、久服輕身延年、能化銅鉛
作金、生益州、
吴氏本草曰、空青、神農甘一經酸、久服有神仙玉女
來侍使人志高、
白青、味甘平、生山谷、明目、利九竅耳聾、殺諸毒之蟲、
久服通神明、輕身延年、出豫章、
吴氏本草曰、神農甘平、雷公鹹無毒、生豫章、可消
爲銅、取礬石白青分等、鎔治合鐵、即成銅矣、
扁青、味甘平、生山谷、治目痛、明目辟毒、利精神、久服

輕身不老生朱崖

吴氏本草經曰扁青神農雷公小寒無毒生蜀郡

治明目癰腫風痹丈夫内絶令人有子久服輕身

長石一名方石味辛治身熱

吴氏本草曰長石一名方石一名直石生長子山

理如馬齒潤澤玉色長服不飢

石蜜一名石飴味甘平生山谷治心邪安五藏益氣

補中止痛解毒久服輕身不老生武都

吴氏本草曰石蜜神農雷公甘氣平生河原或河梁

玉泉一名玉澧味甘平生山谷治藏百病柔筋強骨
安魂長肌肉久服能忍寒暑不飢渴不老神仙人臨
死服五斤死三年色不變生藍田
吴氏本草曰玉泉一名玉屑神農岐伯雷公甘李
氏平畏冬華惡青竹
水銀味辛寒無毒
石决明味酸草决明味鹹理目珠精
吴氏本草曰决明子一名草决明一名羊明
代赭一名血師好者狀如鷄肝

白堊、即白善土也、生邯鄲、
鹵鹹、一名寒石、味苦、治大熱、消渴狂煩、戎鹽、主明目、
益氣、去毒蠱、大鹽、一名胡鹽、令人吐、主腸胃結熱、
龍骨、味甘平、山谷、治心腹鬼疰、生晉地、
吴氏本草經曰、龍骨、生晉地山谷陰、大水所過處、
是死龍骨、色青白者善、十二月採、或無時、龍角、畏
乾漆蜀椒理石、龍齒、神農李氏大寒、龍齒、治驚癇、
久服輕身、
牛黃、味苦、生隴西平澤、特牛膽中、治驚寒熱、生晉地、

吴氏本草經曰、牛黄、牛出入鳴吼者有之、夜視有
光走牛角中、死其膽中如雞子黄、

海蛤、味苦平、生池澤治欬逆上氣喘煩胷痛寒熱文
蛤、主惡瘡蝕五痔、生東海、
吴氏本草經曰、海蛤、神農苦、岐伯甘、扁鵲鹹、大節
頭有文、文如磨齒、採無時、

犀牛角、味鹹、治百毒、
羚羊角、安心氣不厭音掩
鹿茸、強志不老、

肌當是飢歟

麋脂、近陰令人陰痿、

鴈肪、一名鶩肪、味甘平、生池澤、治風擊拘急偏枯氣不通、久服長髮益氣、不肌不能老、輕身、生南海、

吴氏本草經曰、鴈肪、神農岐伯雷公甘無毒、採無時、鶩肪殺諸石藥毒、

鳶頭、辟不祥、生淮南、

吴氏本草經曰、鳶尾治蠱毒、

麥門冬、味甘平、生川谷、治心腹結氣傷中、胃脉絕、久服輕身不飢不老、生函谷山、

吴氏本草曰麥門冬一名羊韭秦一名烏韭楚一名馬韭越一名羊蓍一名愛韭一名禹韭一名爨火冬一名忍冬一名忍陵一名不死藥一名禹餘粮一名僕壘一名隨脂神農岐伯甘平黄帝桐君雷公甘無毒季氏甘小温扁鵲無毒生山谷肥地葉如韭肥澤叢生採無時實青黄

茯苓一名茯神味甘平生山谷治胷脅少氣憂恚悸驚生太山

吴氏本草曰茯苓通神桐君甘雷公扁鵲甘無毒

生下脫山谷

或生益州、大松根下、入地三尺一丈、二月七月採、
豬零、一名假豬矢、味甘平、生山谷、治痎虐、解毒、蠱蛀
不祥、利水道、久服輕身、能不老、生衡山、
吳氏本草曰、豬零、神農甘、雷公苦無毒、如茯苓、生
宛句、八月採、
卷柏、一名萬歲、味辛溫、生山谷、治五藏邪氣、
吳氏本草曰、卷柏、一名豹足、一名求股、一名萬歲
一名神投時、神農平、桐君雷公甘、生谷、鄭氏婚禮
謁文曰、卷柏藥草、附生山顛、屈卷成性、終無自伸、

甘草、一名美草、一名蜜甘、
厚朴、味苦温、生山谷、治中風傷寒熱血痺死肌、去蟲、
生文山、
吴氏本草曰、厚朴、一名厚皮、神農岐伯雷公苦無
毒、李氏小温、生交阯、
胡麻、一名巨勝、味甘平、生川澤、治傷中虚羸、補五藏
益氣、久服輕身不老、生上黨、
吴氏本草曰、胡麻一名方金、一名狗蝨、神農雷公
甘平無毒、立秋採、青蘘一名蔓、神農苦、雷公甘、

當歸一名干歸味甘温生川谷主治逆上氣温瘧寒
熱生隴西
吳氏本草曰當歸神農黃帝桐君扁鵲甘無毒岐
伯雷公辛無毒李氏小温或生羌胡地
遠志一名棘菀一名要繞久服輕身不忘葉名小草
生太山及山及宛句
細辛一名少辛味温生山谷治欬逆明目通利九竅
久服輕身生華陰
吳氏本草曰細辛一名小辛一名細辛神農黃帝

雷公桐君辛小温岐伯無毒季氏小寒如葵葉赤色一根一葉相連二月八月採根

續斷一名龍豆味苦微温生山谷治傷寒補不足金瘡癰傷折跌續筋骨婦人乳難崩中漏血久服益力生常山

吴氏本草曰龍蒭一名龍多一名龍鬚一名續斷一名龍木一名草毒一名龍華一名懸莞神農季氏小寒雷公黄帝苦無毒扁鵲辛無毒生梁州七月七日採○范汪方曰續斷即是馬薊與水薊菜

相似但大於小許、立葉似旁翁菜、葉但小厚、兩邊
有刺、刺人、其華紫色、
肉蓯蓉味甘微溫、生山谷、治五勞七傷、補中、除莖中
寒熱、養五藏、強陰益精氣、多子、婦人癥瘕、久服輕身、
生河西、
吳氏本草曰、肉蓯蓉一名肉蓯蓉、神農黃帝鹹、雷
公酸、李氏小溫、生河東山陰地、長三四寸、叢生、或
代郡鴈門、二月八月採、陰乾用之、
署豫一名山芋、味甘溫、生山谷、治傷中虛羸、補中益

氣力長肌肉除邪氣寒熱久服輕身耳目聰明不飢
延年山蒿高
吴氏本草曰署豫一名諸署秦楚名玉延齊越名
山羊鄭趙名山芋一名玉延一名脩脆一名兒草
神農甘小温桐君雷公甘無毒或生臨朐踵山始
生赤莖細蔓五月華白七月實青黄八月熟落根
中白皮黄類芋二月三月八月採根惡甘遂
地黄一名地髓治傷中長肌肉生咸陽
附子味辛温出山谷治風寒欬逆邪氣寒温痱癖拘

緩不起疼痛溫中金瘡生牛犍爲百藥之長
吴氏本草曰附子名茛神農辛岐伯雷公甘有毒
李氏苦有毒大溫或生廣漢八月採皮黑肌白
天雄味辛甘溫大溫有大毒主大風破積聚邪氣強
筋骨輕身健行長陰氣強志令人武勇力作不倦一
名白幕生少室山谷
烏頭一名烏喙一名葉毒一名荝味辛溫生川谷
吴氏本草曰烏頭一名茛一名千秋一名毒公一
名果負一名耿子神農雷公桐君黃帝甘有毒正

月始生葉厚莖方中空葉四面相當與蒿相似
又曰烏喙神農雷公桐君黄帝有毒季氏小寒十
月採形如烏頭有兩枝相合如烏之喙名曰烏喙
也所畏惡使盡與烏頭同一名側子一名莨神農
岐伯有大毒季氏大寒八月採陰乾是附子角之
大者畏惡與附子同
提母　吴氏本草曰母一名提母神農桐君無毒補
不足益氣
五味一名會及

吴氏本草曰五味一名玄及○典術曰五味者五行之精其子有五味

雷丸一名雷矢味苦寒生山谷

吴氏本草曰雷丸一名雲實神農苦黄帝岐伯桐君甘有毒扁鵲甘無毒季氏大寒或生漢中八月採

藜蘆一名葱苒味辛寒生山谷主治蠱毒生太山

吴氏本草曰藜蘆一名葱葵一名山葱一名豐蘆一名蕙葵一名公苒神農雷公辛有毒黄帝有毒岐伯鹹有毒季氏大毒大寒扁鵲苦有毒大葉根

小相連、二月採根、
虎掌、味苦溫、生山谷、治心痛寒熱、
吳氏本草曰、虎掌、神農雷公無毒、歧伯桐君辛有
毒、或生太山或宛句、立秋九月採、
貫衆、一名貫節、一名百頭、一名貫渠、一名虎卷、一名
扁符、味苦微寒、生山谷、治腹中邪氣諸毒、殺三蟲、
生玄山、亦生宛句、
吳氏本草曰、貫衆、一名貫來、一名貫中、一名渠母、
一名貫鍾、一名伯芹、一名藥藻、一名扁符、一名黃

鍾、神農岐伯苦有毒、桐君扁鵲苦、一經甘有毒、黄
帝鹹酸、一苦無毒、葉青黄兩兩相對、莖黒毛聚生、
冬夏不死、四月華白、七月實黒、聚相連卷旁行生、
三月八月採根、五月採葉、

鉤吻、一名野葛、味辛温、生山谷、主治金瘡中惡風欬
逆上氣、水腫、殺蠱毒鬼注、
吴氏本草曰、秦鉤吻、一名毒根、一名野葛、神農辛、
雷公有毒殺人、生南越山、或益州、葉如葛赤莖大
如箭方、根黄、或生會稽東治、正月採、◯葛洪方曰、

鉤吻與食芹相似、而生處無他草、其莖有毛、誤食之殺人、

芎藭、味辛溫、治中風、入頭腦痛、寒痺、生武功、

吴氏本草曰、芎藭一名香果、神農黄帝岐伯雷公辛無毒香、扁鵲酸無毒、季氏生温中熟寒、或生胡無桃山陰、或斜谷西嶺、或太山、葉香細青黒文赤、如藁本、冬夏叢生、五月華赤、七月實黒、端兩葉、三月採根、根有節、似如馬銜狀、

澤瀉　典術曰、一名澤之、

升麻、一名周升麻、味甘辛、生山谷、治辟百毒、殺百老
殃鬼、辟溫疾、鄣邪毒蠱、久服不夭、生益州
吴氏本草曰升麻神農甘
芍藥味苦辛生川谷主治邪氣腹痛除血痹破堅積
寒熱瘕止痛
吴氏本草曰、一名其積、一名解倉、一名誕、一名餘
容、一名白朮、神農苦、桐君甘無毒、岐伯鹹、李氏小
李小下恐有脫字
雷公酸、二月三月生、
澤蘭、一名虎蘭、一名龍來、味微溫無毒、生池澤、治乳

婦衄血、生汝南、又生大澤旁、
吴氏本草曰、澤蘭、一名水香、神農黄帝岐伯桐君
酸無毒、季氏温、生下地水旁、葉如蘭、二月生香、赤
節、四葉相值支節間、三月三日採、
萆薢　吴氏本草曰、萆薢、一名百枝、
狗脊、一名百丈、味苦平、生川谷、治要背強開機緩急
風痺寒温膝痛、利老人、生常山、
吴氏本草曰、狗脊、一名狗青、一名萆薢、一名赤節、
一名強膂、神農苦、桐君黄帝岐伯雷公扁鵲甘無

毒季氏溫如草薢莖節如竹有刺葉圓青赤根黄白赤如根毛有刺岐伯一經莖無節根黄白如竹根有刺根葉端圓赤皮白有赤脉二月採

牡蒙　吴氏本草曰牡蒙一名紫參一名衆戎一名音腹一名伏菟一名重傷神農黄帝苦季氏小寒生河西山谷或宛句商山圓聚生根黄赤有文皮黒中紫五月華紫赤實黒大如豆三月採根

白頭翁一名野文人一名胡王使者味苦溫無毒生川谷治溫瘧癭氣狂易音羊生嵩山

吴氏本草曰、白頭翁、一名野丈人、一名奈何草、神農扁鵲苦無毒、生嵩高山川谷、治氣狂寒熱止痛、枸杞、一名杞根、一名地骨、一名地輔、服之堅筋骨、輕身耐老、

吴氏本草曰、枸杞、一名杞芑、一名羊乳、白芨、一名甘根、一名連及草、味苦辛、治癰腫惡瘡敗疽、生北山、

吴氏本草曰、白及、一名臼根、神農黄帝辛、李氏大寒、雷公辛無毒、莖葉如生薑藜蘆也、十月華直上

紫赤根、白連、二月八月九月採、生冤句、
人參味甘微寒、生山谷、主補五藏、安定精神魂魄、除
邪止驚、明目開心益智、久服輕身、延年、生上黨、
吳氏本草曰、人參、一名土精、一名神草、一名黃參、
一名血參、一名久微、一名玉精、神農甘小寒、桐君
雷公苦、岐伯黃帝甘無毒、扁鵲有毒、或生邯鄲、三
月生葉小兌、核黑、莖有毛、三月九月採根、根有頭
足手面目如人、
丹參　吳氏本草曰、丹參、一名赤參、一名木羊乳、一

名郄蟬草神農桐君黃帝雷公扁鵲苦無毒李氏
大寒岐伯鹹生桐柏或生太山山陵陰莖華小方
如荏毛根赤四月華紫三月五月採根陰乾治心
腹痛

玄參一名重臺味苦微寒生川谷治腹中寒熱女子
乳補腎氣令人目明生河間
吳氏本草曰玄參一名鬼藏一名正馬一名重臺
一名鹿腸一名端一名玄臺神農桐君黃帝雷公
扁鵲苦無毒岐伯鹹李氏寒或生宛句山陽二月

以忠御覽

生葉如梅毛、四四相值、以芍藥黒莖、莖方高、四五尺、華赤生枝間、四月實黒、

沙參、一名知母、味苦微寒、生川谷、治血積驚氣、除寒熱、補中益肺氣、生河内、

吴氏本草曰、白沙參、一名苦心、一名識美、一名虎須、一名白參、一名志取、一名文虎、神農黄帝扁鵲無毒、岐伯鹹、李氏大寒、生河内川谷、或般陽瀆山、三月生、如葵、葉青、實白、如芥、根大白、如蕪菁、三月採

紫參、一名牡蒙、苦寒無毒、治心腹積聚寒熱邪氣、利

大便、通九竅、生河西及宛句、治牛病、生林陽、
苦參、一名水槐、
茱萸、一名藙音毅味辛温、生川谷間、湊理、根去三蟲、久
服輕身、生上谷、
山茱萸、一名蜀酸棗、平、生山谷、治心下邪氣寒熱温
中、逐寒濕、去三蟲、久服輕身、生漢中、
吴氏本草曰、山茱萸、一名鬾音伎實、一名鼠矢、一名
鷄足、神農黄帝雷公扁鵲酸無毒、岐伯辛、一經酸、
或生宛句琅邪、或東海承縣、葉如梅、有刺毛、二月

毒、疾疫邪氣溫氣、久服強悍輕身、生太山、

吳氏本草曰、徐長卿、一名石下長卿、神農雷公辛、

或生隴西、三月採、

奄閭、味苦微寒、生川谷、治風寒濕痹、身體諸痛、久服

輕身不老、生雍州、

吳氏本草曰、奄閭、神農雷公桐君岐伯苦小溫無

毒、李氏溫、或生上黨、葉青厚兩兩相當、七月花白、

九月實黑、七月九月十月採、驢馬食仙去、

閭茹、味辛寒、生川谷、治蝕惡肉敗瘡死肌、仍殺疥蟲、

除大風生代郡
吳氏本草曰閭茹一名離樓一名屈居神農辛岐伯酸鹹有毒季氏大寒二月採葉負黄高四五尺葉四四相當四月華黄五月實黑根黄有汁亦同黄三月五月採根黑頭者良

漏盧一名野蘭

委萎 吳氏本草經曰委萎一名葳蕤一名王馬一名節地一名蟲蟬一名烏萎一名熒一名玉竹神農苦一經甘桐君雷公扁鵲甘無毒黄帝辛生太

山山谷、葉青黃相値如薑、二月七月採、治中風㬎
熱、久服輕身、
白莵藋　吴氏本草經曰、白莵藋、一名白葛穀、
旋復花、一名金沸草、
爵麻、生漢中、
吴氏本草經曰、爵麻、一名爵卿、
小華　吴氏本草曰、小華、一名結草、
女菀　吴氏本草曰、女菀、一名白菀、一名織女菀、
石長生、一名丹沙草、味鹹微寒、生山谷、治寒熱悪瘡

火熱，辟惡氣不祥鬼毒，生咸陽。
吴氏本草曰：石長生，神農苦，雷公辛，一經甘，生咸陽或同陽。
鬼督郵，一名赤箭，一名離毋，味辛温，生川谷，殺鬼精物，治蠱毒惡氣，久服輕身，益力長陰，肥健，生雍州。
吴氏本草曰：鬼督郵，一名神草，一名閻狗，或生太山或少室，莖如箭赤，無葉，根如芋子，三月四月八月採根，用苗治癰腫。
白蘚，治酒風。

薇蘅、一名麋蘅、一名無顚、一名承膏、一名承醜、一名無心鬼、

翹根、味苦、生平澤、治下熱氣、益陰精、令人面悅好明目、久服輕身、能老、生嵩高、

吳氏本草曰、翹根神農雷公甘有毒、二月八月採、以作蒸飲酒人、

蓋草、味苦、

盧精、治蠱毒、味辛平、生益州、

屈草實根味苦微寒、生川澤、治胸脅下痛、邪氣腹間

寒、陰痺、久服輕身、補益能老、生漢中、
陸英、生熊耳山、
蘩菜、一名白英、味甘寒、生山谷、治寒熱、久服輕身、延
年、生益州、
木香、一名木蜜香、味辛温無毒、治邪氣辟毒疫温鬼、
強志、主氣不足、久服不夢寤魘寐、輕身致神仙、生永
昌山谷、
陶隱居云、此即青木香也、永昌不復貢、今從外國
船上來、云大秦國、以療毒腫消惡氣有驗、今皆用之

蚤實 吳氏本草曰蚤實一名劇草一名三堅一名
劇荔華

鼠李 吳氏本草曰鼠李一名牛李

款冬一名槖石一名顆冬一名虎鬚一名兎奚味辛溫
芫華一名去水味苦辛溫治欬逆上氣殺蟲生淮原
吳氏本草曰芫華一名去水一名敗華一名兒草
根一名黃大戟神農黃帝有毒扁鵲岐伯苦季氏
大寒二月生葉青加厚則黑華有紫赤白者三月
實落盡葉乃生三月五月採華芫花根一名赤芫

根、神農雷公苦有毒、生卯鄣、九月八月採陰乾、久
服令人洩、可用毒殺魚、
羊躑躅、味辛溫、生川谷、治賊風濕痺、惡毒、生太行山、
吴氏本草曰、羊躑躅花、神農雷公辛有毒、生淮南、
治賊風惡毒諸邪氣、
旋華、一名葡根、一名美草、去面䵟黑、令人色悅澤、根
主腹中寒熱邪氣、生豫州或預章、
黄芩、一名腐腸、味苦平、生非谷、治諸熱、
吴氏本草曰、黄芩、一名黄文、一名妬婦、一名虹勝、

一名経芩、一名印頭、一名内虛、神農桐君黃帝雷公扁鵲苦无毒、李氏小温、二月生赤黃葉、兩兩四四相値、茎空中、或方員、高三四尺、四月花紫紅赤、五月実黑根黃、二月至九月採、

恒山、一名玄草、味苦寒、生川谷、主治傷寒發温瘧鬼毒胷中結吐逆、生益州、

呉氏本草曰、恒山、一名七葉、神農岐伯苦、李氏大寒、桐君辛有毒、二月八月採、

蜀漆、味辛平、治瘧及欬逆寒熱腹癥堅邪氣蠱毒鬼疰、

吴氏本草曰蜀漆葉一名恒山神農岐伯雷公辛
有毒黄帝辛一經酸如漆葉藍菁相似五月採
蕪荑味辛一名无姑一名⿱艹殿（音殿）⿱艹塘（音唐）去三虫化食逐
寸白散腹中嗢嗢喘息
秦皮味苦微寒生川谷治風濕痺寒氣除熱目中青
翳久服頭不白輕身生廬江
吴氏本草曰岑皮一名秦皮神農雷公黄帝岐伯
酸无毒李氏小寒或生寃句水邊二月八月採
枳實味苦寒生川澤治大風在皮膚中如麻豆苦癢

除寒熱結止利長肌肉利五藏益氣輕身生河內
吴氏本草曰枳実苦雷公酸无毒季氏大寒九月
十月採陰乾
防風一名銅芸甘温生川澤治大風頭眩痛目盲無
所見煩滿風行周身骨節疼痛久服輕身生沙苑
吴氏本草曰防風一名迴雲一名回草一名百枝
一名簡根一名百韭一名百種神農黃帝岐伯桐
君雷公扁鵲甘無毒季氏小寒或生邯鄲上蔡正
月生葉細圓青黑黃白五月黃花六月実黑二月

十月採根日乾琅琊者良

大黄味苦寒生山谷治下瘀血閉寒熱破癥瘕積聚留飲宿食蕩滌腸胃安五藏推陳致新通利水穀道調中食生河西

吴氏本草曰大黄一名黄良一名火参一名膚如神農雷公苦有毒扁鵲苦无毒季氏小寒為中將軍或生蜀郡北部或隴西二月花生生黄赤葉四四相當黄茎高三尺許三月華黄五月実黒三月採根匕有黄汁切陰乾

石斛、一名林蘭、一名禁生、味甘平、生山谷、治傷中下氣虛勞、補五藏羸瘦、久服除痺腸胃、強陰、出陸安、

吳氏本草曰、石斛、神農甘平、扁鵲酸、季氏寒、

半夏、一名地文水玉、味辛平、生川谷、生槐里、

吳氏本草經曰、半夏、一名和姑、生微丘、或生野中、葉三三相偶、五月始生白華、員上、

射干、一名烏扇、一名烏蒲、味苦辛、生川谷、治欬逆上氣、生南陽、

吳氏本草曰、射干、一名黃遠也、

蓪草一名附支味辛平生山谷去惡蟲除脾胃寒熱
利九竅血脉關節不忘生石城
吳氏本草曰蓪草一名丁翁一名附支神農黃帝
辛雷公苦生石城山谷葉青蔓延止汗自正月採
牛膝一名百倍味苦辛生川谷治傷寒濕痿痹四支
拘攣膝痛不可屈伸久服輕身能老生河内
吳氏本草曰牛膝神農甘一經酸黃帝扁鵲甘季
氏温雷公酸無毒生河内或臨邛葉如夏藍莖本
赤二月八月採

牡丹、一名鹿韭、一名鼠姑、味辛寒、生山谷、治寒熱癥傷、中風驚邪、安五藏、出巴郡

吳氏本草曰、牡丹、神農岐伯辛、季氏小寒、雷公桐君苦無毒、黃帝苦有毒、葉如蓬相值、黃色、根如柏、黑中有毒、核二月採、八月採日乾、人食之輕身益壽

茵芋　吳氏本草曰、茵芋、一名卑山共、微溫有毒、狀如莽草而細軟、

獨活、一名護羌使者、味苦平、生益州、久服輕身、

吳氏本草曰、獨活、一名胡王使者、神農黃帝苦無

毒八月採此藥有風花不動無風獨搖
紫葳一名芙華一名陵苕味鹹微寒無毒生川谷治
婦人乳餘疾崩中癥瘕血寒熱養胎生西海
吳氏本草曰紫葳一名武葳一名瞿麥一名陵居
腹一名鬼目一名芰華神農雷公酸岐伯辛扁鵲
苦鹹黃帝甘無毒如麥根黑正月八月採或生真定
大戟一名卬鉅
栝樓一名地樓味苦寒生川谷
吳氏本草曰栝樓一名澤巨一名澤冶

蕤核味甘温生川谷主治心腹邪結氣明目赤痛傷淚出目腫眥爛久服益氣輕身生函谷

吳氏本草曰蕤核一名䓞神農雷公甘無毒平生池澤八月採補中強志明目久服不飢

地膚一名地華一名地脉一名地葵

海藻著頸下破散結

豕首一名劇草一名蠡實

吳氏本草曰一名澤藍一名豕首神農黃帝甘辛無毒生冤句五月採

商陸、一名夜乎、
敗醬、似桔梗其臭如敗豆醬、
綸布、一名昆布、味酸寒、無毒、主十二種、水腫癭瘤聚
結氣瘻、瘡生東瘡、
石龍芮　吳氏本草曰、一名水薑苔、
虵床　吳氏本草經曰、蛇床一名蛇珠、
雲實、味辛溫、生川谷、治泄利腸澼、殺虫蠱毒、去邪惡、
多食令人狂走、久服輕身、通神明、生河間、
吳氏本草曰、雲實、一名員實、一名天豆、神農辛小

[illegible]

華如杏、四月實如酸棗赤、五月採實、
占斯、一名虞及、味苦、
杜仲　吳氏本草曰、杜仲、一名木綿、一名思仲、
黃耆、味甘微溫、生山谷、
黃連、一名王連、味苦寒、生川谷、治熱氣目痛皆傷泣
出、明目、生巠陽、
吳氏本草曰、黃連、神農岐伯黃帝雷公苦無毒、李
氏小寒、或生蜀郡太山之陽、
防已、一名石解、味辛平無毒、治風寒溫瘧、熱氣通湊

理利九竅、生漢中、
吳氏本草經曰、木防己、一名解離、一名解燕、神農辛、黃帝岐伯桐君苦無毒、李氏大寒、如葛莖蔓延、如花白、根外黃似桔梗、內黑文如車輻解、二月八月十月、採葉根、
王不留行、味苦平、生山谷、久服輕身能老、生太山、
吳氏本草經曰、王不留行、一名王不流行、神農苦平、岐伯雷公甘、三月八月採、
徐長卿、一名鬼督郵、味辛溫、生山谷、治鬼物百精蠱

温。黄帝、鹹、雷公苦。叶如麻，两两相值，高四五尺，大茎空中，六月花，八月、九月实，十月採。

桔梗，一名何如，味辛微温，生山谷。治胷脅痛，腸鳴驚悸。生嵩高。

吴氏本草經曰：桔梗，一名符扈，一名白藥，一名利如，一名梗草，一名盧茹。神農、醫和苦，無毒。扁鵲、黃帝鹹，岐伯、雷公甘，無毒。李氏大寒。葉如薺苨，莖如筆管，紫赤，二月生。

巴豆，一名巴菽，味辛温，生川谷。主治温瘧、傷寒熱，破

癖結堅通六府去惡肉除鬼毒邪注殺蟲生巴蜀郡
吴氏本草經曰巴豆一名菽神農岐伯桐君辛有
毒黄帝甘有毒季氏主温熱寒葉如大豆八月採
鬼臼 吴氏本草經曰一名九臼一名天臼一名雀
犀一名馬目公一名解毒生九真山谷及寃句二
月八月採根
莽草味辛温生山谷治風頭癰乳痂瘕結氣疥瘙疢
疽瘡瘡生還谷
吴氏本草經曰莽草一名春草神農辛雷公桐君

苦有毒生上谷山中或寃句五月採治風

忍冬味甘久服輕身

淫羊霍一名蜀前味辛寒治陰痿傷中益氣強志除

莖痛利小便生上郡陽山

吴氏本草經曰淫羊霍神農雷公辛李氏小寒堅骨

狼牙一名牙子味寒生川谷治邪氣去白虫疥痔生

淮南

吴氏本草經曰狼牙一名支蘭一名狼齒一名大

牙一名抱牙神農黃帝苦有毒桐君鹹岐伯雷公

扁鵲苦無毒或生宛句葉青根黃赤六月七月華八月實黑正月八月採根　范子計然曰狼牙出三輔色白者善

香蒲一名雎蒲味甘平生池澤治五藏心下邪氣堅齒明目聰耳久服輕身能老生南海

吴氏本草經曰睢一名睢石一名香蒲神農雷公甘生南海池澤中

郁核一名爵李

腐婢小豆花也

落石、一名鯪石、味苦溫、生川谷、治風熱、久服輕身、明潤目澤、好色不老延年、生太山、

吳氏本草經曰、落石、一名鱗石、一名明石、一名縣石、一名雲華、一名雲珠、一名雲英、一名雲丹、神農苦小溫、雷公苦無毒、扁鵲桐君甘無毒、李氏大寒云、藥中君、採無時、

衛矛、一名鬼箭、味苦寒、生山谷、治女子崩中、下血腹滿、汗出除邪、殺鬼毒、生霍山、

吳氏本草經曰、鬼箭、一名衛矛、神農黄帝桐君苦

無毒、葉如桃、如羽、正月二月七月、採陰乾、或生田野
房葵、一名梨蓋、味辛、冬生川谷、久服、堅骨髓、益氣、生
臨淄、
吴氏本草経曰、房葵、一名梁蓋、一名爵離、一名房
苑、一名晨草、一名利如、一名方蓋、神農辛小寒、桐
君扁鵲無毒、岐伯雷公黄帝苦無毒、莖葉如葵、上
黒黄、二月生根、根大如桔梗、根中紅白、六月花白、
七月八月実白、三月三日採根、
麻黄、一名龍沙、味苦温、生川谷、治中風傷寒出汗去

熱邪氣破堅積聚生晉地
吳氏本草經曰麻黃一名卑相一名卑監神農雷公苦無毒扁鵲酸無毒季氏平或生河東四月立秋採

茈胡柴胡二音一名地熏味苦平生川谷治心腹祛腸胃結氣久服輕身明目益精生弘農
吳氏本草經曰茈胡一名山來一名如草神農岐伯雷公苦無毒生宛句二月八月採根

紫菀
吳氏本草經曰紫菀一名青菀

女萎、一名左眄、一名玉竹、味辛、生川谷、久服輕身、能
老、生太山、
蓍實、味苦酸平無毒、主益氣充肌膚、明目聰慧先知、
久服不飢不老、輕身、生少室山谷、八月九月、採實日
乾、
地椹、一名石龍芮、一名食菓、能、味苦平、生川澤、治風
寒、久服輕身、明目不老、生太山、
吳氏本草經曰、石龍芮、一名薑苔、一名夭豆、神農
苦平、岐伯酸、扁鵲季氏大寒、雷公鹹無毒、五月五

日採　范子計然曰龍芮出三輔色黄者善
黄環一名淩泉一名大就味苦生山谷主治蠱毒鬼
魅邪氣欬逆寒熱生蜀郡
吳氏本草經曰蜀黄環一名生蒭一名根韭神農
黄帝岐伯桐君扁鵲辛一經味苦有毒二月生初
出正赤高二尺葉黄員端大莖葉有汗黄白五月
実員三月採根根黄從理如車輻解治蠱毒
菟絲實一名玉女一名松蘿一名鳥蘿一名鴉蘿一
名複實一名赤網生山谷

甘遂、味苦寒、生川谷、治大腹疝瘕脹滿面目浮腫、除留飲食、出中山、

吴氏本草経曰、甘遂、一名主田、一名日澤、一名重澤、一名鬼醜、一名陵藁、一名甘藁、一名苦澤、神農桐君苦無毒、岐伯雷公有毒、須二月八月採、

馬刀、味辛微寒、生池澤、治補中漏下赤白、留寒熱、破石淋、殺禽獸賊鼠、生江海、

吴氏本草経曰、馬刀、一名齊蛤、古納切 神農岐伯桐君鹹有毒、扁鵲小寒大毒、生池澤江海、採無時也、

女青一名雀翹味辛平生山谷治蠱毒逐邪殺鬼生朱崖

吳氏本草經曰女青一名霍由祗神農黃帝辛

羅浮山記曰又有男青似女青

王孫味苦平治五藏邪氣溫痺四支疼酸生海西

吳氏本草經曰黃孫一名王孫一名蔓延一名公草一名海孫神農雷公苦無毒黃帝甘無毒生西海生谷及汝南城郭垣下蔓延赤文莖葉相當

生悉山誤

因塵蒿味苦治風濕寒熱邪氣結黃疸久服輕身益

氣能老生太山

吴氏本草曰因塵神農岐伯雷公苦無毒黄帝辛無毒生田中葉如藍十一月採

淮木　吴氏本草曰淮木神農雷公無毒生晋平陽河東平澤治久欬上氣傷中羸虚補中益氣

千歲垣中膚皮　吴氏本草曰鈇箬一名决盆

蘵盆　吴氏本草曰得蔓赤石脂共治

蒲陰實　吴氏本草曰蒲陰実生平谷或圃中延蔓如瓜葉實如桃七月採止温延年

米穀部

西超山、多龍循、龍鬚也一名續斷、

鹿藿、味苦平無毒、主治蠱毒女子腰腹痛、不樂、腸癰
瘰癧瘍氣、生汶山山谷、

麻蕡、一名麻勃、味平、生川谷、治七傷、利五藏、下血氣
多食令人見鬼狂走、久服輕身通神明、麻子、補中益氣
久服肥健不老、生太山、
吴氏本草經曰、麻子中人、神農岐伯辛、雷公扁鵲
無毒、不欲牡厲白薇、先藏地中者、食殺人、麻藍、一
名麻蕡、一名青羊、一名青葛、神農辛、岐伯有毒、雷

公甘、畏牡厲白薇、葉上有毒、食之殺人、麻勃、一名
麻花、雷公、辛無毒、畏牡厲、
葛根、一名鷄齊根、味甘平、生川谷、治消渇身大熱、嘔
吐諸痺、起陰氣、解毒、生汶山、
吴氏本草曰、葛根、神農甘、生太山、
羊蹄、一名東方宿、一名連蟲陸、一名鬼目、味苦寒、生
川澤、治頭禿疥瘙、除熱、无子、生陳留、
鼠尾　吴氏本草曰、鼠尾、一名葝、一名山陵翹、治痢也、
菊、有筋菊、有白菊、黄菊花、一名節花、一名傅公、一名

延年、一名白花、一名日精、一名更生、一名陰威、一名朱嬴、一名女菊、其菊有兩種、一種紫莖氣香、而味甘美、葉可作羹、為真菊、一種青莖而大、作蒿艾氣、味苦、不堪食、名薏、非真菊也、

吳氏本草經曰、菊華、一名女華、一名女室、

紫草、一名地血、

吳氏本草經曰、紫草、節赤、二月花、

王芻 吳氏本草曰、王芻、一名黃草、神農雷公生太山山谷、治身熱邪氣、小兒身熱氣、

蒺藜、一名止行、一名升推、一名傍通、一名水香
車前實、一名當道、一名牛舌
景天、一名戒火、一名水母、花主明目輕身、
薔薇、一名牛膝、一名薔蘼、
吳氏本草曰、薔薇、一名牛勒、一名牛膝、一名薔薇
一名 出棗
萹蓄、一名萹竹、
吳氏本草曰、萹蓄、一名蓄辯、一名篇蔓、
鬼目、一名東方宿、一名連蟲陸、一名羊蹄、

覆盆子　甄氏本草曰、覆盆子、一名馬瘻、一名陸荊、
酢醬、一名酸平寒無毒、生川澤、及人家田園中、治熱
煩滿、定志益氣利水道、産難、吞其實立產、
吴氏本草曰、酸漿、一名酢漿、
陶隱居本草注曰、宋時太官作羊血䘉空紺切削藕
誤落中、遂皆散不凝、醫仍用治血多効
神農本草注曰、血藕實莖一名水芝所在地澤皆
有生豫章汝南郡者良苗高五六尺葉團青大如
扇其花赤名蓮荷子黑狀如羊矢

菖蒲生石上，一寸九節者，久服輕身，明耳目，不忘，不迷惑，生上洛。
吴氏本草曰：菖蒲一名堯時薤。
水萍，一名水華，味辛寒，生池澤水上，療暴熱，自癢，下水氣，勝酒，長鬚髮，久服輕身。
吴氏本草曰：水萍，一名水廉，生池澤水上，葉圓小，一莖一葉，根入水，五月華白，三月採，日乾之。
海藻，一名海羅，生東海中，或生河澤，莖似亂髮。
南越志曰：海藻，一名海菭，或曰海羅。

本草經曰、地榆止汗氣、消酒明目、

神農本草經曰、地榆苦寒、主消酒、生寃句、

木蜜、一名蜜香、味辛溫、

芸香　吴氏本草曰、石芸一名敵列、一名顧喙、

草蘭、一名水香、久服益氣輕身不老、

白芷一名芳香、味辛溫生河東、

吴氏本草曰、白芷、一名蒿、許嬌切一名符離、一名澤芬、一名葩、

鸛骨、味甘無毒、治鬼虫諸疰、五尺心腹疾、

鼷鼠、一名隱鼠、形如鼠、大而無尾、黑色長鼻、

狸肉、甘無毒、主風濕鬼毒氣、皮中如針刺、

丹雞、一名載丹、　烏雄雞、主補中、其血治踒折骨、凡雞

肉不食小兒、令人生蚘蟲、又令消髓、

葛洪方曰、五月七日、深井深冢、多有毒氣、不可入也、

宜先以雞毛試投井中、直下無毒、毛迴四邊不可入也、

蛇脫、吳氏本草經曰、一名龍子單衣、一名弓衣、一名蚰

附、一名蚰筋、一名龍皮、一名龍單衣、

文蛤、表文、味鹹無毒、主除陰蝕惡創、五痔大孔出血、生

東海、
蟹、味鹹、治胷中邪氣、熱結痛、
螢火、一名夜光、一名即照、一名熠燿、
守宮　吳氏本草經曰、石龍子、一名守宮、一名石蜴、
一名山龍子、
白魚、一名衣魚、治婦人疝瘕、小便不利、小兒頭中風
項強、皆宜摩之、生咸陽、
吳氏本草經曰、衣中白魚、一名蟫、○范汪方曰、治
小便不利、取白魚二七、擣之令糜爛、分為數丸、

頓服之卽通也。

桑螵蛸　吳氏本草經曰。桑蛸條。蝕肬。一名害焦。一名致。神農鹹無毒。

蚯蚓　吳氏本草經曰。蚯蚓。一名白頸螳螾。一名附引。○陶洪景集註本草經曰。白頸蚯蚓。一名土龍。生蜚谷（平土）止白頸者。是其老大耳。

> 葛洪療喉卒腫方曰用白頸蚯蚓十四枚擣以塗外立愈

螔蝓　陶洪景集註本草經曰。螔蝓。味鹹寒無毒。一名陵蠡。一名土蝸。一名附蝸。生泰山池澤。生陰地沙石垣下。螔蝓入三十六禽限。又是四種角之例。

菅室之精矣

馬六、一名百足、

吳氏本草經曰、一名馬軸、

蠐螬、一名蟦蠐、主治血痹、

螻蛄、一名蟪蛄、一名天螻、一名螜、產難出刺在肉中、

潰腫、下哽咽、解毒愈惡瘡、

陶洪景本草經曰、螻蛄味鹹寒、取自出者、其自腰

以前、甚澁、主止大小便、

鼠婦　陶弘景本草經曰、鼠婦、一名蟠負、一名伊威、

痹

原本空二字

一名委人、俗言鼠多在坎中、背則負之、今作婦字
如似乖理、又名鼠姑、家用此怳媚人甚多、方而瘥少
○葛洪治癰方曰、取鼠婦虫、十四枚、各以糟封裹
之丸十四丸、臨發服七丸、便愈、
蜚廉、味鹹、治血瘀、逐下血、破積聚、喉痹、生晉地山澤
中、二月採之、
吳氏本草曰、蜚廉虫、神農黄帝云、治婦人寒熱、
䗪虫　吳氏本草曰、一名土鼈、
水蛭、一名至掌、味鹹、治惡血瘀結水閉、破凝積、利水道、

陶洪景集註本草經曰、水蛭、味鹹苦平、微寒有毒、
一名蚑、生雷澤池澤、蚑音祺、
沙虱、一名石蚕、
淮南万畢術曰、一名蓬活、一名地脾、○葛洪方曰、
辟沙虱、用麝香大蒜合羊脂擣着小筒中帶之良、
竹花、一名華草、
凡棗九月採日乾、補中益氣、久服神仙、
梟桃、在樹不落、殺鬼、
李核、呉氏本草曰、治仆僵、花令人好顏参考色、

櫻桃　吴氏本草經曰味甘主調中益脾氣令人好
顔色美志氣一名朱桃一名麥英也
梅核　吴氏本草曰梅核明目益氣不飢
㮇味苦令人臆脹病人不可多食
郁李　吴氏本草曰一名雀李一名車下李一名棣
芋土芝八月採
鷄頭一名鴈實生雷澤
芥葅一名水蘇
吴氏本草曰假蘇一名鼠実一名薑芥也一名劳祖

瓜、一名土芝、
吳氏本草曰、瓜子、一名辮、七月七日採、可作面脂、
蓡實 吳氏本草曰、一名野蓡、一名澤蓡、
菥蓂 吳氏本草曰、一名析目、一名荣冥、一名馬駒、
雷公神農扁鵲辛、李氏小温、四月採乾、二十日、生
道傍、細辛乾薑苦參薺實、神農甘毒、生野田、五月
五日採陰乾、治腹脹、
食蜜 吳氏本草曰、食蜜、生武都谷、○劉根墨子枕
中記鈔曰、百花醴蜜、

鹵鹽一名寒石味苦戎鹽主明目大鹽一名胡鹽
班猫一名寒尾朱寒生谷
吳氏本草經曰班猫一名班蚝一名龍蚝一名龍
班菌一名勝髮一名晏清神農辛岐伯鹹桐君有
毒扁鵲甘有大毒河内川合或生水食
元青春食芫華故云元青秋為地膽地膽黑頭赤尾
味辛有毒主蟲毒風注秋食葛華故名之為葛上亭長
吳氏本草經曰地膽一名元青一名杜龍一名青
虹○陶洪景本草經曰地膽味辛寒有毒一名元

青一名青蛙真者出梁州狀如大馬蟻有小翼子
僞者即是班猫所化狀如大豆大都治體畧同必
不能得真此亦可用
桑根傍行出土上者名伏蛇治心痛○桑根白皮是
今桑樹根上白皮常以四月採或採无時出見地上名
馬領勿取毒殺人
支子一名木丹葉兩頭尖如樗蒲形剝其子如𤓰而黃赤
葛洪治霍亂轉筋方曰燒支子二枚末服之立愈
辛夷一名辛引一名侯桃一名房木○辛夷生漢中

魏興涼州川谷中、其樹似杜仲、樹高一丈余、子似冬桃而小、

穀　吳氏本草曰、穀木皮、治喉閉痺、一名楮、

合歡味甘平、生川谷、安五藏、和心氣、令人歡樂、無憂、久服輕身明目、生益州、○合歡生豫州河内川谷、其樹似狗骨樹、

麝香、味辛、辟惡殺鬼精、生中臺山也、

龍腦香、味苦微寒、主心腹邪氣、風濕積聚、出婆律國、形似白松脂、作杉木氣、明淨者善、云合粳米灰相思

子貯之則不耗樹似杉言婆律膏是樹眼下清脂龍腦是樹中乾脂子似豆蔻

松脂一名松膏一名松肪味苦温中久服輕身延年

杜寳大業拾遺録曰蕎禪師甚妙醫術作五香第一沈香飲次丁香飲次檀香飲次澤蘭飲次甘松飲皆別有法以香為法以香為主更加別藥有味而止渴兼於補益

南越志曰甞音寮城縣是出甞石甞石即滑石也土人以為燒器以用烹魚

吴録地理志曰鬱林布山縣多虺其毒殺人有冷石可以解之石色赤黑味苦屑此石著創斧以切齒立

魏興涼州川谷中其樹似杜仲樹高一丈余子似冬
桃而小
穀　吳氏本草曰穀木皮治喉閉痺一名楮
合歡味甘甜平甘生川谷安五藏和心氣令人歡樂無
憂久服輕身明目生益州○合歡生豫州河內川谷
其樹似狗骨樹
麝香味辛辟惡殺鬼精生中臺山也
龍腦香味苦微寒主心腹邪氣風濕積聚出婆律國
形似白松脂作杉木氣明淨者善云合粳米灰相思

子貯之則不耗

杜寶大業拾遺錄曰壽禪師甚妙醫術作五香第一沈香飲次丁香飲次檀香飲次澤蘭飲次甘松飲皆別有法以香為法以香為主更加別藥有味而止渴兼於補益

南越志曰膋音寮城縣是出膋石膋石即滑石也土人以為燒器以用烹魚

吳錄地理志曰鬱林布山縣多虺其毒殺人有冷石可以解之石色赤黑味苦屑此石著創并以切齒立

蘇一名竊齒石見大唐世記也

異苑曰署預一名山芊根既入藥又復可食若掘取默默則獲唱名者不可得

范汪治咽方曰咽鸕鷀喙即愈治鯁燒鸕鷀羽水服半錢即下若呼鸕鷀々々亦有下者

異物志曰麢狼狀似麋而角前向入林掛角故恒在平淺草中肉肥香美遂人前得之皮可作履襪角正四犍南人因以作路牀

風土記曰石穀似狢而形短常捕取猴玃

范汪治瘧方曰蝙蝠七枚合擣五百下發日鷄鳴服一丸日中一丸遇發乃與粥清一升耳

葛洪曰蘆方曰取蜘蛛七枚著飯中呑即愈

養生要集曰白豕白蹄青爪不可食也

李當藥録曰棘心寔是棗針世人用門冬苗代之非其真也

葛洪溺死方曰擣皂莢裹以綿内死人下部中水出即活

李當之藥録曰檳榔一名賓門

祖
宗
聖學其書之大者有二曰太平
御覽曰資治通鑑通鑑載君臣治道之安危明天人
庶證之休咎咸福盛衰之本規模利害之端無一不
備而其書公傳於天下久矣太平
御覽備天地萬物之理政教法度之原理亂廢興之
由道德性命之奧而獨以載籍繁夥無復善本惟建
寧所刊多磨滅舛誤漫不可考叔獻每為三嘆焉洪

庚戌忘庚戌

惟太宗皇帝為百聖絕立學、為萬世開太平、為古今集
斯文之大成、為天下括事理之至要、四方既平、脩文
止戈、收天下圖書典籍、聚之昭文集賢等四庫、太平
興國二年三月戊寅、
詔李昉扈蒙等十有四人、編集是書、以便乙夜之覽、
越八年十有二月庚戌書成、分為千卷、以太平
御覽目之、所以昭我
皇度光闡大猷者也、
聖學宏博、皆萃此書、宜廣其傳、以幸惠天下、況吾蜀

文籍之闕、而公萬世之傳云、慶元五年七月望日朝
請大夫成都府路轉運判官兼提舉學事蒲叔獻謹書

古書逸者多矣、遴任之言、南陔之義、已弗睹其全
託詩書以傳者、止此耳、非幸歟、太平
御覽一書、皆纂輯百氏要言、凡可帙名者、一千六
百有九十、而一篇一章、間見特出者弗與、皆
承平縑素之盛、多人間未見之書、昉自寶儲
出緜中秘、書成始得流布世間、爰自南渡而來、延
閣竹帛、已費網羅蒐采矣、是故君子以為捨是書、

則承平之大典、百氏之古書、亦無以窺梗概而
識彷彿、 部使者錦屏蒲公被 命將輸兼提蜀
學簡冊之外、潛無他營、凡堂中彝常之餽、亦可卻
者、姑外積焉、一日以大斥之、募工鍥木以廣斯文之
傳、廷允獲與校讎、凡金根亥豕皆釐正之、字三萬
八千有奇、其義有弗可猝通、而無所援据以為質
者、則亦傳疑弗敢臆也、書一千卷、盍月琯六易而
竣事、蜀大夫士詫曰、蓄眼未有、猗與盛哉、迪功郎
前閬州閬中縣尉兼流李廷允謹跋、

右太平御覽丙寅十二月借 官庫宋本摘録魚陰之訛猶未能免也元簡識
十二月廿四日夜校訖

清嘉慶孫星衍、孫馮翼輯復本《神農本草經》

楊東方

提要

孫星衍(一七五三——一八一八),字淵如,一字伯淵,江蘇陽湖(今常州)人。清乾隆五十二年(一七八七)一甲二名進士(榜眼),歷官翰林院編修、刑部郎中、山東督糧道,署布政使,後主講于鐘山書院。孫氏爲著名學者,治學廣博,于醫學文獻上用力頗多。

孫氏在《製大黄丸方序》中言:『内府傳有十五製大黄丸方。家大人每歲如法製成,以施病者。不論何疾,一服輒愈。適刊《素女方》,因附于後,以廣其傳。昔家真人思邈,少嬰羸疾,博究醫術。撰《千金方》《千金翼方》,集醫學之大成。星衍亦病俗醫不學,喜搜羅醫方古書,訂證《神農本經》三百六十種,刊宋本《華氏中藏經》。』孫星衍整理的醫書不止這些,其校刊的《平津館叢書》除了收録《華氏中藏經》及《素女方》(附《製大黄丸方》)外,還有《千金寶要》(附《秘授清寧丸方》)。《平津館叢書》收録的醫書價值頗高。《華氏中藏經》以元本爲底本。《素女方》自唐以來已無單行本,孫氏輯自《外臺秘要方》。《秘授清寧丸方》來自内府。《千金寶要》,宋郭思按唐孫思邈《千金方》纂要者,從中可以一窺宋本《千金方》的原貌。現以《華氏中藏經》例言之。該書傳本主要是吴勉學《古今醫統正脉全書》本。孫星衍則以趙孟頫手寫本爲底本,改正了很多訛誤。《續修四庫全書總目提要》著録該本,并給予了很高評價：『古書流傳既久，往往篇卷更易，吴勉學所刻諸書粗疏不加考訂，孫氏謂其脱落舛誤，每篇皆有，而藥名、次序、分量俱有删易。此本悉爲校正，自較可據，故以之著録焉。』錢超塵先生主編《唐以前中醫經典》收録了《中藏經》，其底本就是孫星衍本，該書于二〇〇八年由學苑出版社出版。

孫馮翼，中醫界因邵晋涵于《神農本草經序》有『孫君伯淵偕其從子因《大觀本草》黑白字書，厘正《神農本經》三卷』之語，認定其爲孫星衍從子。實際上，二人并没有血緣關係，甚至籍貫也不同：孫星衍爲陽湖（今常州）人，而孫馮翼爲瀋陽人。程千帆先生曾考證：『馮翼，字鳳卿，瀋陽人，乾、嘉間疆臣孫曰秉德元子，耽輯佚之業，嘗刊《問經堂叢書》，多時人校輯古籍，已作十餘種亦在焉；與孫星衍善。星衍爲時老師，「性喜獎借後進。所至之地，士争附之。」（阮元《孫星衍傳》）馮翼既以貴介公子從之游，執禮甚恭，故尤多啓迪；嘗共董業（同輯《神農本草經》），相遇在師友之間。觀其敘馮翼所作，或稱之爲弟（《〈説文〉正字敘》），或稱之爲從子（《〈燕丹子〉輯本敘》），或稱之爲家鳳卿（《〈神農本草經〉輯本敘》），是其明證。』（程千帆，清孫馮翼《〈四庫全書〉輯〈永樂大典〉本書目》抄本跋，見《閑堂文藪》，齊魯書社，一九八四年版，第二百七十六——二百七十七頁）『相遇在師友之間』表明了二孫之間的關係。

孫星衍校訂《神農本草經》有儒家博物格致需求的因素。邵晋涵在《神農本草經序》言：『古者協陰陽之和，宣羸縮之節……以達于利用生生之具，儒者宜致思焉……後儒或忽爲方技家言，漁獵所及，又是末師而非往古，甚至經典所載鳥獸草木，亦輾轉而昧其名，不已傎乎！』張炯在《神農本草經序》亦言：『孔子曰：多識于鳥獸草木之名。又曰：致知在格物，則是書也，非徒醫家之書，而實儒家之書也。』二序均表明了這一點。此外，孫星衍也强調了該書對醫學的貢獻，他在《校定神農本草經序》言：『孔子云：述而不作，信而好古。又云：多識于鳥獸草木之名。今儒家拘泥耳目，未能及遠，不睹醫經、本草之書。方家循守俗書，不察古本藥性异同之説，又見明李時珍作《本草綱目》，其名已愚，僅取《大觀》本，割裂舊文，妄加增駁，迷誤後學。予與家鳳卿集成是書，庶以輔翼完經，啓蒙方伎。』可見，孫星衍校訂《神農本草經》也有對當時醫學反思的因素。

孫星衍、孫馮翼本共三卷，藥物目次大體按照《證類本草》白字目録編排，但在條文處置及體例上很有自己的特點。跟其他輯本一樣，孫星衍、孫馮翼本中每個藥物的條文也是出自《證類本草》白字但又據『薛綜注張衡賦』、《太平御覽》等所引《本草經》內容，把『生山谷生川澤者，定爲本文』。孫星衍在《校定神農本草經序》言：『按「薛綜注張衡賦」引《本草經》「太一禹餘糧，一名石腦，生山谷」，是古本無郡縣名。《太平御覽》引《經》上云「生山谷或川澤」，下云「生某山某郡」，明生山谷，《本經》文也；其下郡縣，名醫所益。今《大觀》本，俱作黑字，或合其文，云「某山川谷」「某郡川澤」，恐傳寫之誤，古本不若此。』因此，孫星衍、孫馮翼本的條文跟盧復本、顧觀光本稍有不同，如上經『雲母』條，在『雲母味甘，平。主身皮死肌……一名（盧復本作「又名」）磷石』後有『生山谷』。即該本把『生山谷』歸爲經文。

在經文之後，又有《吴普本草》《名醫别録》及文獻考證等相關資料，其體例正如耿文光《萬卷精華樓藏書記》所載『每藥先經文，次《吴普本草》，皆注所出，次《名醫》曰，次案語，其注皆降一格』。如上經『白石英』條云：

白石英，味甘，微温。主消渴，陰痿，不足，咳逆（《御覽》引作嘔），胸膈間久寒，益氣，除風濕痹（《御覽》引作陰濕痹）。久服輕身（《御覽》引作身輕健）長年。生山谷。

吴普曰：白石英。神農：甘。岐伯、黄帝、雷公、扁鵲：無毒，生太山，形如紫石英，白澤，長者二三寸，采無時（《御覽》引云：久服，通日月光）。

《名醫》曰：生華陰及太山。

案：司馬相如賦有白坿。蘇林云：白坿，白石英也。司馬貞云：出魯陽山。

《吴普本草》《名醫别録》及案語對理解《神農本草經》的内容具有重要意義。對此，邵晋涵《神農本草經序》給予了很高評價：『釋本草者，以吴普本爲最古。散見于諸書徵引者，綴集之以補《大觀》本所未備，疏通古義，系以考證，非澹雅之才，沉鬱之思，未易爲此也。』周學海在刊刻《神農本草經》時，面對收集到的顧觀光本和孫星衍、孫馮翼本，之所以『舍顧而從孫』，就是『取徵引之富贍』。（周氏《新刻神農本草經序》）需要明確的是，孫馮翼對該本資料的徵引貢獻頗多，孫星衍《校定神農本草經序》言：『其辨析物類，引據諸書，本之《毛詩》《爾雅》《説文》《方言》《廣雅》，諸子雜家，則鳳卿增補之力俱多云。』

另外，該本對于經文的傳寫之誤也有訂正。孫星衍《校定神農本草經序》言：『至其經文或以癢爲養，創爲瘡，淡爲痰，注爲蛀，沙爲砂，兔爲菟之類，皆由傳寫之誤，據古訂正，勿嫌驚俗也。』再加上該本『末有《本經》序例，《本經》佚文，附《吴氏本草》十二條及諸藥制使』，這都使其具有極高的文獻價值。因此，孫星衍、孫馮翼本也就成爲影響力最大的《神農本草經》輯本，除了周學海《周氏醫學叢書》收印外，中華書局出版的《四部備要》、商務印書館出版的《叢書集成》、大東書局出版的《中國醫學大成》等都曾收録該本。

當然，孫星衍、孫馮翼本也存在不少問題，周學海《新刻神農本草經序》言：『孫氏之書比于顧氏詳且博矣，其所引據于性味功用一無所發，蓋孫氏本非醫者，此無足怪，乃于名物形狀，亦徒羅列富有，莫正是非。』對此，《續修四庫全書總目提要》評價道：『星衍通儒，稽古考證皆有依據，非尋常醫家所及，至于辨藥性，論方劑，乃專家之事，固不可同日語。』

孫星衍、孫馮翼本多次重印，特别是收録它的《周氏醫學叢書》發行較多，流傳較廣，故當今學界往往重印《周氏醫學叢書》本，如《中國本草全書》本就是據《周氏醫學叢書》本影印的。實際上，孫星衍、孫馮翼本最早的版本是問經堂本，也是二孫之一孫馮翼親自校刊的版本，在問經堂本序頁有孫馮翼兩印：『孫馮翼印』和『臣以父任爲郎』。作序者有三：邵晋涵、張炯、孫星衍。卷首署『吴普等述，孫星衍、孫馮翼同輯』。從版本的學術價值而言，問經堂本明顯優于《周氏醫學叢書》本，故本書據問經堂本影印。該本由錢超塵先生提供，并加三條識語，具體如下：

太炎先生云：『百年以來文學之士，惟孫星衍、張琦好言醫。星衍輯録《神農本草》，最爲近真。』

（《章太炎全集・醫術平議》）

太炎先生云：『《甲乙》、《肘後》、《鬼遺》、《證類本草》、孫輯《神農本草》，本醫師所不可闕者。』

（《章太炎全集・擬重刊古醫書目序》）

《四部備要》子部據問經堂本收録孫星衍本《神農本草經》三卷。

神農本草
經三卷

神農本艸經序

記曰醫不三世不服其藥鄭康成曰愼物齊也孔沖遠引舊說云三世者一曰黃帝鍼灸二曰神農本艸三曰素女脈訣康成周禮注亦曰五藥艸木蟲石穀也其治合之齊則存乎神農子儀之術是禮記注所謂愼物齊者猶言治合之齊指本艸諸書而言也沖遠旣引舊說復疑其非鄭義過矣漢書引本艸方術而藝文志闕載賈公彥引中經簿有子儀本艸經一卷不言出於神農至隋經籍志始載神農本艸經三卷與今分上中下三品者相合當屬漢以來舊本隋志又載雷公本艸集注四卷蔡邕本艸七卷今俱不傳自別錄以後累有損益升降隨時條記或傳合本文不相別白據陸元朗經典釋文所引則經文與名醫所附益者合併爲一其來舊矣孫君伯淵偕其從子因大覩

本艸黑白字書釐正神農本經三卷又据太平御覽引經云生山谷生川澤者定爲本文其有預章朱崖常山奉高郡縣名者定爲後人羼入釋本艸者以吳普本爲最古散見於諸書徵引者綴集之以補大觀本所未備疏通古義系以攷證非澹雅之才沈鬱之思未易爲此也古者協陰陽之和宣羸縮之節凡夫含聲負氣以及倒生旁達蠉飛蝡動之倫胥盡其性遇物能名以達於利用生生之具儒者宜致思焉淮南王書曰地黃主屬骨而甘艸主生肉之藥也又曰大戟去水亭歷愈張用之不節乃反爲病論衡曰治風用風治熱用熱治邊用蜜丹潛夫論曰治疾當眞人參反得支羅服當得麥門冬反蒸橫麥已而不識眞合而服之病以浸劇斯皆神農之緒言惟其贍涉者博故引類比方悉符藥論後儒或忽爲方技家言漁獵所及又是末師

而非徃古甚至經典所載鳥獸艸木亦輾轉而昧其名不已傎乎後漢書華陀傳吳普從陀學依準陀療多所全濟陀以五禽之戲別傳又載魏明帝使普爲禽戲普以其法語諸醫疑其方術相傳別有奇文異數今觀普所釋本艸則神農黃帝岐伯雷公桐君醫和扁鵲以及後代名醫之說靡不賅載則其多所全濟由於稽考之勤比驗之密而非必別有其奇文異數信乎非讀三世書者不可服其藥也世俗所傳黃帝神農扁鵲之書多爲後人竄易余願得夫閎覽博物者爲之是正也因孫君伯仲校定本艸而發其端至其書考證精審則讀者宜自得之餘姚邵晉涵序

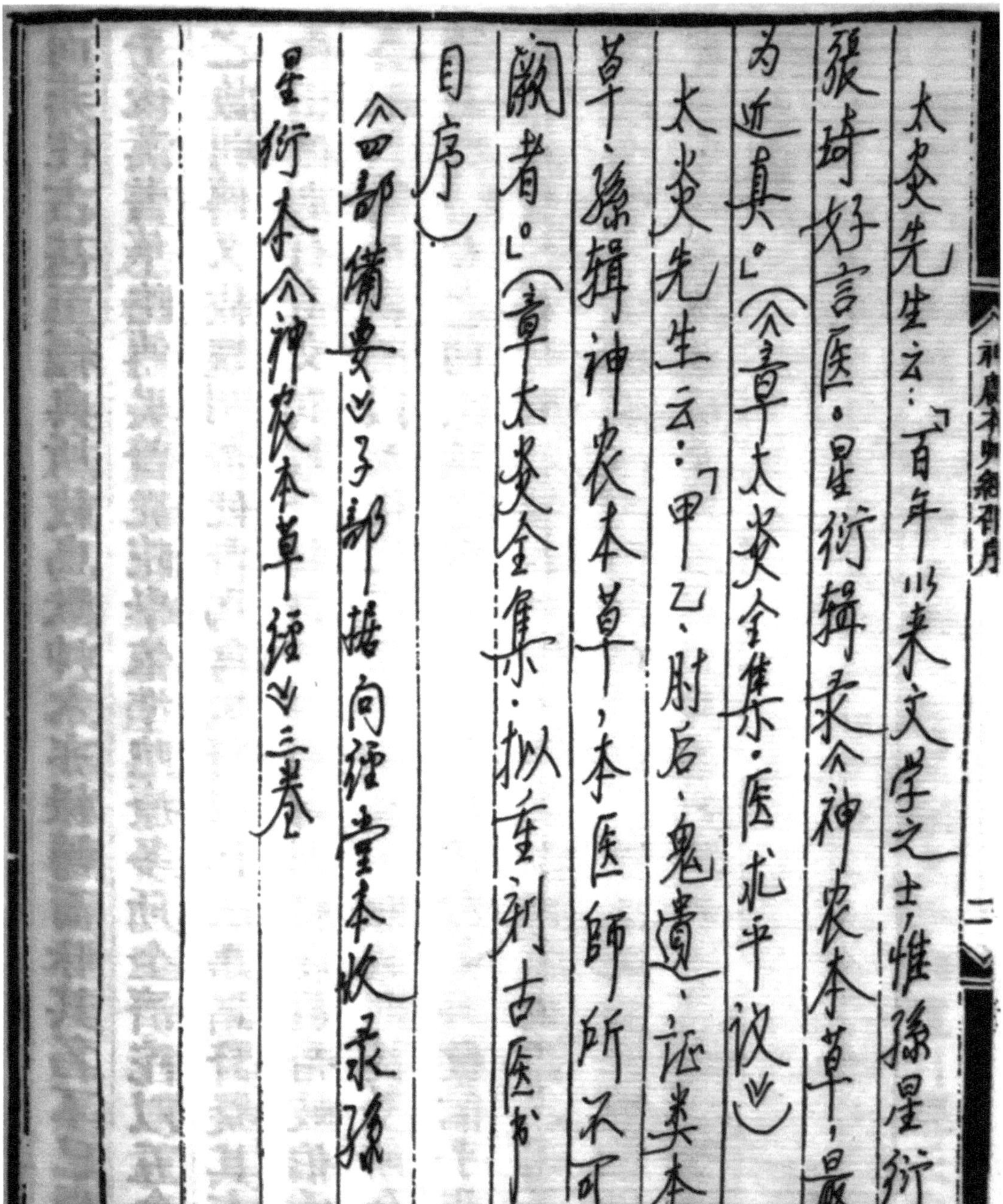

太炎先生云："百年以来文学之士，惟孫星衍、張琦好言医。星衍輯录《神农本草》，最为近真。"（《章太炎全集·医术平议》）

太炎先生云："甲乙、肘后、鬼遺、証类本草，孫輯神农本草，本医師所不可闕者。"（《章太炎全集·拟重刻古医书目序》）

《四部備要》子部據向經堂本校录孫星衍本《神农本草經》三卷。

神農本艸經序

儒者不必以醫名而知醫之理則莫過於儒者春秋時和與緩神于醫者也其通周易辨皿蟲之義醫也而實儒也世之言醫者必首推神農然使神農非與太乙遊則其傳不正非作赭鞭鉤鏁巡五岳四瀆則其識不廣非以土地所生萬千類驗其能治與否則其業不神傳不正識不廣業不神雖日取玉石艸木禽獸蟲魚米穀之屬歷試之親嘗之亦僅與商賈市販等耳於醫乎何與吾故曰神農千古之大儒也考崇文總目載食品一卷五臟論一卷皆繫之神農其本久不傳傳之者神農本艸經耳而亦無專本唐審元裒輯之書錄解題謂之大觀本艸讀書志謂之證類本艸厥後繆希雍有疏盧之頤有乘雅半偈皆以本經爲之主然或參以臆說或益以衍斷解愈紛義愈晦未有

考核精審卓然有所發明者則證古難証古而折衷于至是爲九難孫淵如觀察偕其從子鳳卿輯神農本艸經三卷于吳普名醫外益以說文爾雅廣雅淮南子抱樸子諸書不列古方不論脈證而古聖殷殷治世之意燦然如列眉孔子曰多識于鳥獸艸木之名又曰致知在格物則是書也非徒醫家之書而實儒家之書也其遠勝于希雍之顚諸人也固宜或以本艸之名始見漢書平帝紀樓護傳幾有疑于本艸經者然神農始嘗百艸始有醫藥見于三皇紀矣因三百六十五種注釋爲七卷見于陶隱居別錄矣增一百十四種廣爲二十卷唐本艸宗之增一百三十三種孟昶復加釐定蜀本艸又宗之至郡縣本屬後人所附益經但云生山谷生川澤耳洪範以康寧爲福雅頌稱壽考萬年又何疑于久服輕身延年爲後世方士之說哉大抵

儒者之嗜學如醫然淵源其脈也覆審其胗視也辨邪正定是非則溫寒平熱之介也觀察方聞綴學以鴻儒名海內求其著述者如金膏水碧之珍鳳鄉好博聞研丹吮墨日以儒爲事則上溯之羲皇以前數千年如一日非嗜之專且久而能然耶顧吾獨怪是編中無所謂治書癖者安得起神農而一問之嘉慶四年太歲在巳未冬十月望日宣城張炯謨於瞻園之灌木莊

神農本艸經張序　三

校定神農本艸經序

神農本艸經三卷所傳白字書見大觀本艸按嘉祐補注序云所謂神農本經者以朱字名醫因神農舊條而有增補者以墨字閒於朱字開寶重定序云舊經三卷世所流傳名醫別錄互爲編纂至梁貞白先生陶宏景乃以別錄參其本經朱墨雜書時謂明白据此則宋所傳黑白字書實陶宏景手書之本自梁以前神農黃帝岐伯雷公扁鵲各有成書魏吳普見之故其說藥性主治各家殊異後人纂爲一書然猶有旁注或朱墨字之別本經之文以是不亂舊說本艸之名僅見漢書平帝紀及樓護傳予按藝文志有神農黃帝食藥七卷今本譌爲食禁賈公彥周禮醫師疏引其文正作食藥宋人不考遂疑本艸非七略中書賈公彥引中經簿又有子儀本艸經一卷疑亦此也梁七

錄有神農本艸三卷其卷數不同者古今分合之異神農之世書契未作說者以此疑經如皇甫謐言則知四卷成於黃帝陶宏景云軒轅已前文字未傳藥性所主當以識識相因至於桐雷乃著在於編簡此書當與素問同類其言良是且藝文志農兵五行雜占經方神僊諸家俱有神農書大抵述作有本其傳非妄是以博物志云太古書今見存有神農經春秋傳注賈逵以三墳爲三皇之書神農預其列史記言秦始皇不去醫藥卜筮之書則此經幸與周易並存顏之推家訓乃云本艸神農所述而有豫章朱崖趙國常山奉高眞定臨淄馮翊等郡縣名出諸藥物皆由後人所羼非本文陶宏景亦云所出郡縣乃後漢時制疑仲景元化等所記按薛綜注張衡賦引本艸經太一禹餘糧一名石腦生山谷是古本無郡縣名太平御覽引經上云

生山谷或川澤下云生某山某郡明生山谷本經文也其下郡縣名醫所謚今大觀本俱作黑字或合其文云某山川谷某郡川澤恐傳寫之誤古本不若此仲景元化後有吳普李當之皆修此經當之書世少行用魏志華陀傳言普從陀學隋經籍志稱吳普本艸梁有六卷嘉祐本艸云普修神農本艸成四百四十一種唐經籍志尚存六卷今廣內不復存惟諸書多見引據其說藥性寒溫五味最爲詳悉是普書宋時已佚今其文惟見掌禹錫所引蓺文類聚初學記後漢書注事類賦諸書太平御覽引據尤多足補大觀所缺重是別錄前書因采其文附於本經亦略備矣其普所稱有神農說者卽是本經大觀或誤作黑字亦据增其藥物或數浮于三百六十五種由後人以意分合難以定之其藥名有禹餘糧王不留行徐長卿鬼督郵之屬不

類太古時文按字書以禹爲蟲不必夏禹其餘名號或係後人
所增或聲音傳述改古舊稱之致又經有云宜酒漬者或以酒
非神農時物然本艸衍義已據素問首言以妄爲常以酒爲醬
謂酒自黃帝始又按文選注引博物志亦云杜康作酒王著與
杜康絕交書曰康字仲寧或云黃帝時人則俱不得疑經矣孔
子云述而不作信而好古又云多識於鳥獸艸木之名今儒家
拘泥耳目未能及遠不覩醫經本艸之書方家循守俗書不察
古本藥性異同之說又見明李時珍作本艸綱目其名已愚僅
取大觀本割裂舊文妄加增駁迷誤後學予與家鳳卿集成是
書庶以輔翼完經啟蒙方伎略以所知加之考証本經云上藥
本上經中藥本中經下藥本下經是古以玉石艸本等上中下
品分卷而序錄別爲一卷陶序朱書云本艸經卷上注云序藥

性之源本論病名之形診卷中云玉石艸木三品卷下云蟲獸果菜米合三品此名醫所改今依古爲次又帝王世紀及陶序稱四卷者掌禹錫云按舊本亦作四卷韓保昇又云神農本艸上中下幷序錄合四卷若此則三四之異以有序錄則抱朴子養生要畧太平御覽所引神農經或云問于太乙子或引太乙子云云皆經所無或亦在序錄中後人節去之耳至其經文或以痒爲癢創爲瘡淡爲痰注爲蛀沙爲砂兔爲菟之類皆由傳寫之誤據古訂正勿嫌驚俗也其辨析物類引據諸書本之毛詩爾雅說文方言廣雅諸子雜家則鳳卿增補之力俱多云陽湖孫星衍撰

神農本艸經卷第一

吳普等述　孫星衍 馮翼 同輯

上經

上藥一百二十種爲君主養命以應天無毒多服久服不傷人欲輕身益氣不老延秊者本上經

丹沙　雲母　玉泉　石鍾乳

涅石　消石　朴消　滑石

石膽　空青　曾青　禹餘糧

太乙餘糧　白石英　紫石英　五色石脂

白青　扁青　右玉石上品一十八種舊同

昌蒲　鞠華　人參　天門冬

甘艸　乾地黃　朮　兔絲子

牛膝　充蔚子　女萎　防葵
茈胡　麥門冬　獨活　車前子
木香　署豫　薏苡仁　澤瀉
遠志　龍膽　細辛　石斛
巴戟天　白英　白蒿　赤箭
奄閭子　析蓂子　蓍實　赤黑青白黃紫
芝　卷柏　藍實　芎藭
蘼蕪　黃連　絡石　蒺藜子
黃耆　肉松容　防風　蒲黃
香蒲　續斷　漏蘆　營實
天名精　決明子　丹參　茜根
飛廉　五味子　旋華　蘭艸

蛇牀子　地膚子　景天　因陳
杜若　沙參　白兔藿　徐長卿
石龍芻　薇銜　雲實　王不留行
升麻　青蘘　姑活　别羇
屈艸　淮木　右艸上品七十三種舊七十二種
牡桂　菌桂　松脂　槐實
枸杞　柏實　伏苓　榆皮
酸棗　蘗木　乾漆　五加皮
蔓荆實　辛夷　桑上寄生　杜仲
女貞實　木蘭　蕤核　橘柚　右木上品二十種舊一十九種
髮髲　右人一種舊同

龍骨　麝香　牛黃　熊脂

白膠　阿膠右獸上品六種舊同

丹雄雞　鴈肪右禽上品二種舊同

石蜜　蜂子　蜜臘　牡蠣

龜甲　桑螵蛸　海蛤　文蛤

蠡魚　鯉魚膽右蟲魚上品一十種舊同

藕實莖　大棗　葡萄　蓬蘽

雞頭實右果上品五種舊六種

胡麻　麻蕡右米穀上品二種舊三種

冬葵子　莧實　瓜蒂　瓜子

苦菜右菜上品五種舊同

丹沙味甘微寒主身體五藏百病養精神安魂魄益氣明目殺

精魅邪惡鬼久服通神明不老能化爲汞生山谷太平御覽引多有生山谷三字大觀本作生符陵山谷俱作黑字考生山谷是經文後人加郡縣耳宜改爲白字而以郡縣爲黑字下皆倣此

吳普本艸曰丹沙神農甘黃帝苦有毒扁鵲苦李氏大寒或生武陵採無時能化未成水銀畏磁石惡鹹水太平御覽

名醫曰作末名眞朱光色如雲母可折者良生符陵山谷采無時

案說文云丹巴越之赤石也象采丹井丶象丹形古文作𠁿亦作彤沙水散石也澒丹沙所化爲水銀也管子地數篇云山上有丹沙者其下有鉒金淮南子地形訓云赤天七百歲生赤丹赤丹七百歲生赤澒高誘云赤丹丹沙也山海經云丹粟粟沙音之緩急也沙舊作砂非汞卽澒省文列僊傳云赤斧能作水澒鍊丹與消石服之按金石之藥古人云久服

輕身延年者謂當避穀絶人道或服數十年乃効耳今人和肉食服之遂多相反轉以成疾不可疑古書之虛誣

雲母味甘平主身皮死肌中風寒熱如在車船上除邪氣安五藏益子精明目久服輕身延年一名雲珠一名雲華一名雲英一名雲液一名雲沙一名磷石生山谷

名醫曰生太山齊盧山及琅邪北定山石間二月采此錄名醫說者卽是仲景元化及普所說但後人合之無從別耳亦以補普書不備也

案列僊傳云方回鍊食雲母抱朴子僊藥篇云雲母有五種五色竝具而多青者名雲英宜以春服之五色竝具而多赤者名雲珠宜以夏服之五色竝具而多白者名雲液宜以秋服之五色竝具而多黑者名雲母宜以冬服之但有青黃二色者名雲沙宜以季夏服之晶晶純白名磷石可以四時長

服之也李善文選注引異物志雲母一名雲精入地萬歲不朽說文無磷字玉篇云磷薄也雲母之别名

玉泉味甘平主五藏百病柔筋强骨安魂魄長肌肉益氣久服耐寒暑(御覽引耐字多作能古通)不飢渴不老神僊人臨死服五斤死三秊色不變一名玉朼(御覽引作玉濃初學記引云玉桃服之長生不死御覽又引云玉桃服之長生不死若不得早服之臨死日服之其尸畢天地不朽則朼疑當作桃)生山谷

吳普曰玉泉一名玉屑神農岐伯雷公甘李氏平畏冬華惡青竹(御覽)白玉朼如白頭公(同上事類賦引云白玉體如白首翁)

案周禮玉府王齋則供食玉鄭云玉是陽精之純者食之以禦水氣鄭司農云王齋當食玉屑抱朴子僊藥篇云玉可以烏米酒及地榆酒化之爲水亦可以蔥漿消之爲粭亦可餌以爲丸亦可燒以爲粉服之一秊以上入水不霑入火不灼

刃之不傷百毒不犯也不可用已成之器傷人無益當得璞玉乃可用也得于闐國白玉尤善其次有南陽徐善亭部界界中玉及日南盧容水中玉亦佳

石鍾乳味甘溫主欬逆上氣明目益精安五藏通百節利九竅下乳汁御覽引云一名畱公乳大觀本作一名公乳黑字生山谷

吳普曰鍾乳一名虛中神農辛桐君黃帝醫和甘扁鵲甘無毒御覽引云李氏大寒生山谷御覽引云太山山谷陰處岸下溜汁成御覽引作溜汁所成聚如乳汁黃白色空中相通二月三月采陰乾凡吳普本艸掌禹錫所引者不復注惟注其出御覽諸書者

名醫曰一名公乳一名蘆石一名夏石生少室及太山采無時

案范子計然云石鍾乳出武都黃白者善凡引計然多出事文類聚文選注御覽及大觀本艸列僊傳云卭疏煮石髓而服之謂之石鍾乳鍾當爲

湩說文云乳汁也鍾假音字

涅石舊作礬石据郭璞注山海經引作涅石味酸寒主寒熱洩利白沃陰蝕惡創目痛堅筋骨齒鍊餌服之輕身不老增年一名羽碮生山谷

吳普曰礬石一名羽碮一名羽澤神農岐伯酸扁鵲鹹雷公酸無毒生河西或隴西或武都石門采無時岐伯久服傷人骨御覽

名醫曰一名羽澤生河西及隴西武都石門采無時

案說文無礬字玉篇云礬石也碮礬石也西山經云女牀之山其陰多涅石郭璞云卽礬石也楚人名爲涅石秦名爲羽涅也本艸經亦名曰涅石也范子計然云礬石出武都淮南子俶眞訓云以涅染緇高誘云涅礬石也舊涅石作礬石羽涅作羽碮非

消石味苦寒主五藏積熱胃張閉滌去蓄結飲食推陳致新除邪氣鍊之如膏久服輕身御覽引云一名芒硝大觀本作黑字生山谷

吳普曰消石神農苦扁鵲甘凡出掌禹錫所引亦見御覽者不著所出

名醫曰一名芒消生益州及五都隴西西羌采無時

案范子計然云硝石出隴道据名醫一名芒消又別出芒消條非北山經云京山其陰有元礵疑礵卽消異文

朴消味苦寒主百病除寒熱邪氣逐六府積聚結固留癖能化七十二種石鍊餌服之輕身神僊生山谷

吳普曰朴硝石神農岐伯雷公無毒生益州或山陰入土千歲不變鍊之不成不可服御覽

名醫曰一名消石朴生益州有鹽水之陽采無時

案說文云朴木皮也此葢消石外裹如玉璞耳舊作硝俗字

滑石味甘寒主身熱洩澼女子乳難癃閉利小便蕩胃中積聚寒熱益精氣久服輕身耐飢長年生山谷

名醫曰一名液石一名共石一名脫石一名番石生赭陽及太山之陰或掖北白山或卷山采無時

案范子計然云滑石白滑者善南楚志云脅城縣出脅石即滑石也

石膽味酸寒主明目目痛金創諸癇痙女子陰蝕痛石淋寒熱崩中下血諸邪毒氣令人有子鍊餌服之不老久服增壽神僊能化鐵爲銅成金銀（御覽引作合成）一名畢石生山谷

吳普曰石膽神農酸小寒李氏大寒桐君辛有毒扁鵲苦無毒（御覽引云一名黑石一名銅勒生羌道或句青山二月庚子辛丑采）

名醫曰一名黑石一名碁石一名銅勒生羌道羌里句青山

二月庚子辛丑日采

案范子計然云石膽出隴西羌道陶宏景云僊經一名立制石周禮瘍醫凡療瘍以五毒攻之鄭云今醫方有五毒之藥作之合黃堥置石膽丹沙雄黃礬石慈石其中燒之三日三夜其煙上著以雞羽掃取之以注創惡肉破骨則盡出圖經曰故翰林學士楊億嘗筆記直史館楊嵎有瘍生於頰人語之依鄭法合燒藥成注之瘡中遂愈信古方攻病之速也

空青味甘寒主青盲耳聾明目利九竅通血脈養精神久服輕身延年不老能化銅鐵鉛錫作金生山谷

吳普曰空青神農甘一經酸久服有神僊玉女來時使人志高御覽

名醫曰生益州及越巂山有銅處銅精熏則生空青其腹中

空三月中旬采亦無時

案西山經云皇人之山其下多青郭璞云空青曾青之屬范子計然云空青出巴郡司馬相如賦云丹青張揖云青臒也顏師古云青臒今之丹青也

曾青味酸小寒主目痛止淚出風痹利關節通九竅破癥堅積聚久服輕身不老能化金銅生山谷

名醫曰生蜀中及越巂采無時

案管子揆度篇云秦明山之曾青荀子云南海則有曾青楊倞注曾青銅之精范子計然云曾青出宏農豫章白青出新淦青色者善淮南子地形訓云青天八百歲生青曾高誘云青曾青石也

禹餘糧味甘寒主欬逆寒熱煩滿下（御覽有痢字）赤白血閉癥瘕大

熱鍊餌服之不飢輕身延年生池澤及山島中

名醫曰一名白餘糧生東海及池澤中

案范子計然云禹餘糧出河東列僊傳云赤斧上華山取禹餘糧博物志云世傳昔禹治水棄其所餘食于江中而爲藥也按此出神農經則禹非夏禹之禹或本名白餘糧名醫等移其名耳

太一餘糧味甘平主欬逆上氣癥瘕血閉漏下餘邪氣久服耐寒暑不飢輕身飛行千里神僊御覽引作若神僊一名石腦生山谷

吳普曰太一禹餘糧一名禹哀神農岐伯雷公甘平李氏小寒扁鵲甘無毒生太山上有甲甲中有白白中有黃如雞子黃色九月采或無時

名醫曰生太山九月采

案抱朴子金丹篇云靈丹經用丹沙雄黃雌黃石硫黃曾青礬石磁石戎鹽太一禹餘糧亦用六一泥及神室祭醮合之三十六日成

白石英味甘微溫主消渴陰痿不足欬逆御覽引作嘔胸鬲間久寒益氣除風溼痹御覽引作陰溼痹久服輕身御覽引作身輕健長年生山谷

吳普曰白石英神農甘岐伯黃帝雷公扁鵲無毒生太山形如紫石英白澤長者二三寸采無時御覽引云久服通日月光

名醫曰生華陰及太山

案司馬相如賦有白坿蘇林云白坿白石英也司馬貞云出魯陽山

紫石英味甘溫主心腹欬逆御覽引作嘔逆邪氣補不足女子風寒在子宮絶孕十秊無子久服溫中輕身延年生山谷

吳普曰紫石英神農扁鵲味甘平李氏大寒雷公大溫岐伯甘無毒生太山或會稽采無時欲令如削紫色達頭如樗蒲者

又曰青石英形如白石英青端赤後者是赤石英形如白石英赤端白後者是赤澤有光味苦補心氣黃石英形如白石英黃色如金赤端者是黑石英形如白石英黑澤有光御覽掌禹錫引此節文

名醫曰生太山采無時

青石赤石黃石白石黑石脂等味甘平主黃疸洩利腸澼膿血陰蝕下血赤白邪氣癰腫疽痔惡創頭瘍疥搔久服補髓益氣肥健不飢輕身延年五石脂各隨五色補五藏生山谷中

吳普曰五色石脂一名青赤黃白黑符青符神農甘雷公酸

無毒桐君辛無毒李氏小寒生南山或海涯采無時赤符神農雷公甘黃帝扁鵲無毒李氏小寒或生少室或生太山色絳滑如脂黃符李氏小寒雷公苦或生嵩山色如㹠腦鴈雛采無時白符一名隨髓岐伯雷公酸無毒李氏小寒桐君甘無毒扁鵲辛或生少室天婁山或太山黑符一名石泥桐君甘無毒生洛西山空地

名醫曰生南山之陽一本作南陽又云黑石脂一名石涅一名石墨

案吳普引神農甘云云五石脂各有條後世合爲一條也范子計然云赤石脂出河東色赤者善列僊傳云赤須子好食石脂

白靑味甘平主明目利九竅耳聾心下邪氣令人吐殺諸毒三

蟲久服通神明輕身延年不老生山谷

吳普曰神農甘平雷公酸無毒生豫章可消而爲銅御覽

名醫曰生豫章采無時

案范子計然云白青出巴郡

扁青味甘平主目痛明目折跌癰腫金創不瘳破積聚解毒氣御覽引作辟毒利精神久服輕身不老生山谷

吳普曰扁青神農雷公小寒無毒生蜀郡治丈夫內絕令人有子御覽引云治癰脾風痹久服輕身

名醫曰生朱崖武都朱提采無時

案范子計然云扁青出宏農豫章

右玉石上品一十八種舊同

昌蒲味辛溫主風寒溼痹欬逆上氣開心孔補五藏通九竅明

耳目出聲音久服輕身不忘不迷或延年一名昌陽御覽引云生石上一寸九節者久服輕身云云大觀本無生石上三字有云一寸九節者良作黑字生池澤

吳普曰昌蒲一名堯韭藝文類聚引云一名昌陽

名醫曰生上洛及蜀郡嚴道五月十二日采根陰乾

案說文云茚昌蒲也益州生䓘茚䓘也廣雅云卬昌陽昌蒲也周禮醢人云昌本鄭云昌本昌蒲根切之四寸爲菹春秋左傳云饗以昌歜杜預云昌歜昌蒲菹呂氏春秋云冬至後五旬七日昌始生昌者百艸之先於是始耕淮南子說山訓云昌羊去蚤虱而來蛉窮高誘云昌羊昌蒲列僊傳云商邱子胥食昌蒲根務光服蒲韭根離騷艸木疏云沈存中云所謂蘭蓀卽今昌蒲是也

鞠華味苦平主風頭眩腫痛目欲脫淚出皮膚死肌惡風溼痹

久服利血氣輕身耐老延年一名節華生川澤及田野

吳普曰菊華一名白華初學記一名女華一名女莖

名醫曰一名日精一名女節一名女華一名女莖一名更生

一名周盈一名傅延年一名陰成生雍州正月采根三月采

葉五月采莖九月采花十一月采實皆陰乾

案說文云蘜治牆也蘜日精也似秋華或省作䕮爾雅云蘜

治蘠郭璞云今之秋華菊則蘜䕮皆秋華字惟今作菊說

文以為大菊蘧麥假音用之也

人參味甘微寒主補五藏安精神定魂魄止驚悸除邪氣明目

開心益智久服輕身延年一名人銜一名鬼蓋生山谷

吳普曰人參一名土精一名神草一名黃參一名血參一名

人微一名玉精神農甘小寒桐君雷公苦岐伯黃帝甘無毒

扁鵲有毒生邯鄲三月生葉小兒核黑莖有毛三月九月采根根有頭足手面目如人（御覽）

名醫曰一名神艸一名人微一名土精一名血參如人形者有神生上黨及遼東二月四月八月上旬採根竹刀刮暴乾無令見風

案說文云薓人薓藥艸出上黨廣雅云地精人葠也范子計然云人參出上黨狀類人者善劉敬叔異苑云人參一名土精生上黨者佳人形皆具能作兒啼

天門冬味苦平主諸暴風溼偏痹強骨髓殺三蟲去伏尸久服輕身益氣延年一名顛勒（爾雅注引云門冬一名滿冬今無文）生山谷

名醫曰生奉高山二月七月八月采根暴乾

案說文云蘠蘠蘼虋冬也中山經云條谷之山其艸多虋冬

爾雅云薔蘼虋冬列僊傳云赤須子食天門冬抱朴子僊藥篇云天門冬或名地門冬或名筵門冬或名顛棘或名淫羊食或名管松

甘艸味甘平主五藏六府寒熱邪氣堅筋骨長肌肉倍力金創尰解毒久服輕身延季（御覽引云一名美草一名密甘大觀本作黑字）生川谷

名醫曰一名密甘一名美草一名蜜草一名蕗（當作蘦）艸生河西積沙山及上郡二月八日除日采根暴乾十日成

案說文云苷甘艸也蘦大苦也苦大苦苓也廣雅云美草甘草也毛詩云隰有苓傳云苓大苦爾雅云蘦大苦郭璞云今甘艸蔓延生葉似荷青黃莖赤黃有節節有枝相當或云蘦似地黃此作甘省字蘦苓通

乾地黃味甘寒主折跌絕筋傷中逐血痹塡骨髓長肌肉作湯

除寒熱積聚除痹生者尤良久服輕身不老一名地髓生川澤

名醫曰一名芐一名芑生咸陽黃土地者佳二月八月采根陰乾

案說文云芐地黃也禮曰鉶毛牛藿羊芐豕薇廣雅云地髓地黃也爾雅云芐地黃郭璞云一名地髓江東呼芐列僊傳云呂尚服地髓

朮味苦溫主風寒溼痹死肌痙疸止汗除熱消食作煎餌久服輕身延年不飢一名山薊藝文類聚引作山筋生山谷

吳普曰朮一名山連一名山芥一名天蘇一名山薑藝文類聚

名醫曰一名山薑一名山連生鄭山漢中南鄭二月三月八月九月采根暴乾

案說文云荣山薊也廣雅云山薑荣也白朮牡丹也中山經

云首山艸多茉郭璞云茉山薊也爾雅云朮山薊郭璞云今
朮似薊而生山中范子計然云朮出三輔黃白色者善列僊
傳云涓子好餌朮抱朴子僊藥篇云朮一名山薊一名山精
故神藥經曰必欲長生長服山精

兔絲子味辛平主續絕傷補不足益氣力肥健汁去面皯久服
明目輕身延年一名兔蘆生川澤

吳普曰兔絲一名玉女一名松蘿一名烏蘿一名鴨蘿一名
複實一名赤網生山谷御覽

名醫曰一名菟縷一名唐蒙一名玉女一名赤網一名兔纍
生朝鮮田野蔓延艸木之上色黃而細爲赤網色淺而大爲
兔纍九月采實暴乾

案說文云蒙玉女也廣雅云兔邱兔絲也女蘿松蘿也爾雅

云唐蒙女蘿女蘿兔絲又云蒙玉女毛詩云爰采唐矣傳云唐蒙菜名又蔦與女蘿傳云女蘿菟絲松蘿也陸璣云今菟絲蔓連艸上生黃赤如金今合藥菟絲子是也非松蘿松蘿自蔓松上枝正青與菟絲異楚詞云被薜荔兮帶女蘿王逸云女蘿兔絲也淮南子云千秋之松下有茯苓上有兔絲高誘注云茯苓千歲松脂也菟絲生其上而無根舊作菟非

牛厀味苦酸（御覽作辛）主寒（御覽作傷寒）溼痿痹四肢拘攣厀痛不可屈伸逐血氣傷熱火爛墮胎久服輕身耐老（御覽作能老）一名百倍生川谷

吳普曰牛厀神農甘一經酸黃帝扁鵲甘李氏溫雷公酸無毒生河內或臨邛葉如夏藍莖本赤二月八月采（御覽

名醫曰生河內及臨朐二月八月十月采根陰乾

案廣雅云牛莖牛膝也陶宏景云其莖有節似膝故以爲名
也膝當爲厀

充蔚子味辛微溫主明目益精除水氣久服輕身莖主癮疹痒
可作浴湯一名益母一名益明一名大札生池澤
名醫曰一名貞蔚生海濱五月采
案說文云蓷萑也廣雅云益母充蔚也爾雅云萑蓷郭璞云
今茺蔚也毛詩云中谷有蓷傳云蓷鵻也陸璣云舊說及魏
博士濟陰周元明皆云菴閭是也韓詩及三蒼說悉云益母
故曾子見益母而感劉歆曰蓷臭穢臭穢卽茺蔚也舊作茺
非

女萎味甘平主中風暴熱不能動搖跌筋結肉諸不足久服去
面黑皯好顏色潤澤輕身不老生山谷

吳普曰女萎一名葳蕤一名玉馬一名地節一名蟲蟬一名烏萎一名熒一名玉竹神農苦一經甘桐君雷公扁鵲甘無毒黃帝辛生太山山谷葉青黃相值如薑二月七月采治中風暴熱久服輕身御覽一名左眄久服輕身耐老同上

名醫曰一名熒一名地節一名玉竹一名馬熏生太山及邱陵立春後采陰乾

案爾雅云熒委萎郭璞云藥艸也葉似竹大者如箭竿有節葉狹而長表白裏青根大如指長一二尺可啖陶宏景云按本經有女萎無萎蕤別錄有萎蕤而爲用正同疑女萎卽萎蕤也惟名異耳陳藏器云魏志樊阿傳青黏一名黃芝一名地節此卽萎蕤

防葵味辛寒主疝瘕腸洩膀光熱結溺不下欬逆溫瘧癲癇驚

邪狂走久服堅骨髓益氣輕身一名棃蓋生川谷

吳普曰房葵一名棃蓋一名爵離一名房苑一名晨艸一名利如一名方蓋神農辛小寒桐君扁鵲無毒岐伯雷公黄帝苦無毒莖葉如葵上黑黄二月生根根大如桔梗根中紅白六月花白七月八月實白三月三日采根 御覽

名醫曰一名房慈一名爵離一名農果一名利茹一名方蓋生臨淄及嵩高太山少室三月三日采根暴乾

案博物志云防葵與狼毒相似

茈胡味苦平主心腹去腸胃中結氣飲食積聚寒熱邪氣推陳致新久服輕身明目益精一名地熏

吳普曰茈葫一名山菜一名茹草神農岐伯雷公苦無毒生冤句二月八月采根 御覽

名醫曰一名山菜一名茹草葉一名芸蒿辛香可食生宏農及冤句二月八月采根暴乾

案博物志云芸蒿葉似邪蒿春秋有白蒻長四五寸香美可食長安及河內並有之夏小正云正月采芸月令云仲春芸始生呂氏春秋云菜之美者華陽之芸皆卽此也急就篇有芸顏師古注云卽今芸蒿也然則是此茈胡葉矣茈柴前聲相轉名醫別錄前胡條非陶宏景云本經上品有茈胡而無此晚來醫乃用之

麥門冬味甘平主心腹結氣傷中傷飽胃絡脈絶羸瘦短氣久服輕身不老不飢生川谷及隄阪

吳普曰一名馬韭一名虋冬一名忍冬一名忍陵一名不死藥一名僕壘一名隨脂太平御覽引云一名羊韭秦一名馬韭一名禹韭韭越一名羊薺一名愛

韭一名禹韭一名虋韭一名禹餘糧神農岐伯甘平黃帝桐君雷公甘無毒李氏甘小温扁鵲無毒生山谷肥地葉如韭肥澤叢生采無時實青黃

名醫曰秦名羊韭齊名爰韭楚名馬韭越名羊耆一名禹葭一名禹餘糧葉如韭冬夏長生生函谷肥土石間久廢處二月三月八月十月采陰乾

案說文云䓗䓗冬艸中山經云青要之山是多僕纍據吳普說卽麥門冬也忍䓗虋纍音同陶宏景云實如青珠根似穬麥故謂麥門冬

獨活味苦平主風寒所擊金瘡止痛賁豚癇痓女子疝瘕久服輕身耐老一名羌活一名羌青一名護羌使者生川谷

吳普曰獨活一名胡王使者神農黃帝苦無毒八月采此藥

有風花不動無風獨搖御覽
名醫曰一名胡王使者一名獨搖草此草得風不搖無風自
動生雍州或隴西南安二月八月采根暴乾
案列僊傳云山圖服羌活獨活則似二名護羌胡王皆羌字
緩聲猶專諸爲專設諸庾公差爲庾公之斯非有義也

車前子味甘寒無毒主氣癃止痛利水道小便除溼痹久服輕
身耐老一名當道御覽有云一名牛舌大觀本作牛遺黑字生平澤
名醫曰一名芣苢一名蝦蟇衣一名牛遺一名勝舄生眞定
邱陵阪道中五月五日采陰乾
案說文云芣一曰芣苢芣苢一名馬舄其實如李令人宜
子周書所說廣雅云當道馬舄也爾雅云芣苢馬舄馬舄車
前郭璞云今車前草大葉長穗好生道邊江東呼爲蝦蟇衣又

藚牛藚孫炎云車前一名牛藚毛詩云采采芣苢傳云芣苢馬舃馬舃車前也陸璣云馬舃一名車前一名當道喜在牛蹟中生故曰車前當道也今藥中車前子是也幽州人謂之牛舌草

木香味辛主邪氣辟毒疫溫鬼強志主淋露御覽引云主氣不足大觀本作黑字久服不夢寤魘寐御覽引云一名蜜青又云輕身致神僊大觀本俱作黑字生山谷

名醫曰一名蜜香生永昌

署豫舊作藷藇御覽作署豫是味甘溫主傷中補虛羸除寒熱邪氣補中益氣力長肌肉久服耳目聰明輕身不飢延年一名山芋生山谷

吳普曰藷藇一名諸署御覽作署豫作諸署藝文類聚亦作諸齊越名山芋一名修脆一名兒草御覽引云秦楚名玉延齊越名山芋鄭趙名山芋一名玉延神農甘小溫桐君雷公甘御覽作苦無毒或生臨朐鍾山始生赤莖細蔓五

月華白七月實青黃八月熟落根中白皮黃類芋御覽引云二月三月八月采根惡甘遂

名醫曰秦楚名玉延鄭越名土藷生嵩高二月八月采根暴乾

案廣雅云玉延藷萸署預也北山經云景山草多藷萸郭璞云根似羊蹄可食今江南單呼爲藷語有輕重耳范子計然云藷萸本出三輔白色者善本艸衍義云山藥上一字犯宋英廟諱下一字曰蕷唐代宗名豫故改下一字爲藥

薏苡仁味甘微寒主筋急拘攣不可屈伸風溼痹下氣久服輕身益氣其根下三蟲一名解蠡生平澤及田野

名醫曰一名屋菼一名起實一名贛生眞定八月采實采根無時

案說文云蔐蔐苢一曰蔐英贛一曰薏苢廣雅云贛起實蔐苢也吳越春秋鯀娶於有莘氏之女名曰女嬉年壯未孳嬉於砥山得薏苡而吞之意若為人所感因而姙孕後漢書馬援傳援在交阯常餌薏苡實用能輕身省欲以勝瘴蔐俗作薏非

澤瀉味甘寒主風寒溼痹乳難消水養五藏益氣力肥健久服耳目聰明不飢延年輕身面生光能行水上一名水瀉一名芒芋一名鵠瀉生池澤

名醫曰生汝南五六八月采根陰乾

案說文云藚水舄也爾雅云蕍蕮郭璞云今澤蕮又藚牛脣郭璞云毛詩傳云水蕮也如續斷寸寸有節拔之可復毛詩云言采其藚傳云藚水舄也陸璣云今澤舄也其葉如車前

艸大其味亦相似徐州廣陵人食之

遠志味苦溫主欬逆傷中補不足除邪氣利九竅益智慧耳目聰明不忘強志倍力久服輕身不老葉名小艸一名棘菀陸德明爾雅音義引作蒬一名葽繞御覽作要繞一名細草生川谷

名醫曰生太山及冤句四月采根葉陰乾

案說文云蒬棘蒬也廣雅云蕀苑遠志也其上謂之小艸爾雅云葽繞蕀蒬郭璞云今遠志也似麻黃赤華葉銳而黃

龍膽味苦濇主骨閒寒熱驚癇邪氣續絕傷定五藏殺蠱毒久服益智不忘輕身耐老一名陵游生山谷

名醫曰生齊朐及冤句二月八月十一月十二月采根陰乾

細辛味辛溫主欬逆頭痛腦動百節拘攣風溼痹痛死肌久服明目利九竅輕身長年一名小辛生山谷

吳普曰細辛一名細艸（御覽引云一名小辛）神農黃帝雷公桐君辛小溫岐伯無毒李氏小寒如葵葉色赤黑一根一葉相連（御覽引云三月八月采根）

名醫曰生華陰二月八月采根陰乾

案廣雅云細條少辛細辛也中山經云浮戲之山上多少辛郭璞云細辛也管子地員篇云小辛大蒙范子計然云細辛出華陰色白者善

石斛味甘平主傷中除痹下氣補五藏虛勞羸瘦彊陰久服厚腸胃輕身延季一名林蘭（御覽引云一名禁生大觀本作黑字）生山谷

吳普曰石斛神農甘平扁鵲酸李氏寒（御覽）

名醫曰一名禁生一名杜蘭一名石蓫生六安水傍石上七月八月采莖陰乾

案范子計然云石斛出六安

巴戟天味辛微溫主大風邪氣陰痿不起強筋骨安五藏補中增志益氣生山谷

名醫曰生巴郡及下邳二月八月采根陰乾

白英味甘寒主寒熱八疸消渴補中益氣久服輕身延年一名穀菜（元本譌作黑字）生山谷

名醫曰一名白艸生益州春采葉夏采莖秋采花冬采根

案爾雅云苻鬼目郭璞云今江東有鬼目艸莖似葛葉圓而毛子如耳璫也赤色叢生唐本注白英云此鬼目艸也

白蒿味甘平主五藏邪氣風寒溼痹補中益氣長毛髮令黑療心縣少食常飢久服輕身耳目聰明不老生川澤

名醫曰生中山二月采

案說文云蘩白蒿也艾冰臺也廣雅云蘩母蒡勃也爾雅云艾冰臺郭璞云今艾白蒿夏小正云二月采蘩傳云蘩由胡由胡者繁母也繁母者旁勃也爾雅云蘩皤蒿郭璞云白蒿又蘩由胡郭璞云未詳毛詩云于以采蘩傳云蘩皤蒿也又采蘩祁祁傳云蘩白蒿也陸璣云凡艾白色者爲皤蒿楚詞王逸注云艾白蒿也按皤白音義皆相近艾是藥名本艸經無者卽白蒿是也名醫別出艾條非

赤箭味辛溫主殺鬼精物蠱毒惡氣久服益氣力長陰肥健輕身增年一名離母一名鬼督郵生川谷

吳普曰鬼督郵一名神艸一名閻狗或生太山或少室莖箭赤無葉根如芋子三月四月八月采根日乾治癰腫御覽

名醫曰生陳倉雍州及太山少室三月四月八月采根暴乾

案抱朴子云按僊方中有合離艸一名獨搖一名離母所以謂之合離離母者此艸爲物下根如芋魁有游子十二枚周環之去大魁數尺雖相須而實不相連但以氣相屬耳别說云今醫家見用天麻卽是此赤箭根

奄閭子舊作菴蕳御覽作奄閭是味苦微寒主五藏瘀血腹中水氣臚張留熱風寒溼痹身體諸痛久服輕身延秊不老生川谷

吳普曰奄閭神農雷公桐君岐伯苦小溫無毒李氏溫或生上黨葉青厚兩相當七月花白九月實黑七月九月十月采驢馬食僊去御覽

名醫曰駏驉食之神僊生雍州亦生上黨及道邊十月采實陰乾

案司馬相如賦有奄閭張揖云奄閭蒿也子可治疾

析蓂子味辛微溫主明目目痛淚出除痹補五藏益精光久服輕身不老一名蔑析一名大蕺一名馬辛生川澤及道旁

吳普曰析蓂一名析目一名榮冥一名馬駍雷公神農扁鵲辛李氏小溫四月采乾二十日生道旁得細辛良畏乾薑苦參薺實神農無毒生野田五月五日采陰乾治腹脹御覽

名醫曰一名大薺生咸陽四月五月采暴乾

案說文云蓂析蓂大薺也廣雅云析蓂馬辛也爾雅云析蓂大薺郭璞云薺葉細俗呼之曰老薺舊作菥非

蓍實味苦平主益氣充肌膚明目聰慧先知久服不飢不老輕身生山谷

吳普曰蓍實味苦酸平無毒主益氣充肌膚明目聰慧先知久服不飢不老輕身生少室山谷八月九月采實暴乾御覽

名醫曰生少室八月九月采實曰乾

案說文云蓍蒿屬生千歲三百莖史記龜策傳云蓍百莖共一根

赤芝味苦平主胸中結謚心氣補中增慧智不忘久食輕身不老延秊神僊一名丹芝黑芝味鹹平主癃利水道謚腎氣通九竅聰察久食輕身不老延秊神僊一名元芝青芝味酸平主明目補肝氣安精魂仁恕久食輕身不老延秊神僊一名龍芝白芝味辛平主欬逆上氣謚肺氣通利口鼻强志意勇悍安魄久食輕身不老延秊神僊一名玉芝黃芝味甘平主心腹五邪謚脾氣安神忠信和樂久食輕身不老延秊神僊一名金芝紫芝味甘溫主耳聾利關節保神謚精氣堅筋骨好顏色久服輕身不老延秊一名木芝生山谷 舊作六種今并

吳普曰紫芝一名木芝

名醫曰赤芝生霍山黑芝生恆山青芝生太山白芝生華山

黃芝生嵩山紫芝生高夏地上色紫形如桑御覽六芝皆無毒

六月八月采

案說文云芝神艸也爾雅云茵芝郭璞云芝一歲三華瑞艸

禮內則云芝栭盧植注云芝木芝也楚詞云采三秀于山閒

王逸云三秀謂芝艸後漢書華陀傳有漆葉青䴴散注引陀

傳曰青䴴者一名地節一名黃芝主理五藏益精氣本字書

無䴴字相傳音女廉反列僊傳云呂尚服澤芝抱朴子僊藥

篇云赤者如珊瑚白者如截肪黑者如澤漆青者如翠羽黃

者如紫金而皆光明洞徹如堅冰也

卷柏味辛溫生山谷主五藏邪氣女子陰中寒熱痛癥瘕血閉

絶子久服輕身和顏色一名萬歲生山谷石閒

吳普曰卷柏神農辛桐君雷公甘御覽引云一名豹足一名求股一名萬歲一名神枝時生山谷

名醫曰一名豹足一名求股一名交時生常山五月七月采陰乾

案范子計然云卷柏出三輔

藍實味苦寒主解諸毒殺蠱蚑注鬼螫毒久服頭不白輕身生平澤

名醫曰其莖葉可以染青生河內

案說文云葴馬藍也藍染青艸也爾雅云葴馬藍郭璞云今大葉冬藍也周禮掌染艸鄭注云染艸藍蒨象斗之屬夏小正五月啓灌藍毛詩云終朝采藍箋云藍染艸也

芎藭味辛溫主中風入𡿺頭痛寒痹筋攣緩急金創婦人血閉
無子生川谷
吳普曰芎藭（御覽引云一名香果）神農黄帝岐伯雷公辛無毒扁鵲酸
無毒李氏生溫熟寒或生胡無桃山陰或太山（御覽作或斜谷西嶺或太山）葉香細青黑文赤如藁本冬夏叢生五月華赤七月實黑
莖端兩葉三月采根有節似馬銜狀
名醫曰一名胡藭一名香果其葉名蘼蕪生武功斜谷西嶺
三月四月采根暴乾
案說文云营营藭香艸也芎司馬相如說或从弓春秋左傳
云有山鞠藭乎杜預云鞠藭所以禦溼西山經云號山其艸
多芎藭郭璞云芎藭一名江蘺范子計然云芎藭生始無枯
者善（有脫字）司馬相如賦有芎藭司馬貞引司馬彪云芎藭似

藁本郭璞云今歷陽呼爲江離

蘼蕪味辛溫主欬逆定驚氣辟邪惡除蠱毒鬼注去三蟲久服通神一名薇蕪生川澤

吳普曰蘼蕪一名芎藭御覽

名醫曰一名茳蘺芎藭苗也生雍州及冤句四月五月采葉暴乾

案說文云蘪蘪蕪也蘺茳蘺蘪蕪爾雅云蘄茝蘪蕪郭璞云香艸葉小如委狀淮南子云似蛇牀山海經云臭如蘪蕪司馬相如賦有江離蘪蕪司馬貞引樊光云藁本一名蘪蕪根名蘄茝

黃連味苦寒主熱氣目痛眥傷泣出明目御覽引云主莖傷大觀本無腸澼腹痛下利婦人陰中腫痛久服令人不忘一名王連生川谷

吳普曰黃連神農岐伯黃帝雷公苦無毒李氏小寒或生蜀郡太山之陽御覽

名醫曰生巫陽及蜀郡太山二月八月采

案廣雅云王連黃連也范子計然云黃連出蜀郡黃肥堅者善

絡石味苦溫主風熱死肌癰傷口乾舌焦癰腫不消喉舌腫水漿不下久服輕身明目潤澤好顏色不老延年一名石鯪生川谷

吳普曰落石一名鱗石一名明石一名縣石一名雲華一名雲珠一名雲英一名雲丹神農苦小溫雷公苦無毒扁鵲桐君甘無毒李氏大寒云藥中君采無時御覽

名醫曰一名石蹉一名略石一名明石一名領石一名縣石

生太山或石山之陰或高山巖石上或生人間正月采

案西山經云上申之山多硌石疑卽此郭璞云硌磊硌大石皃非也唐本注云俗名耐冬山南人謂之石血以其包絡石木而生故名絡石別錄謂之石龍藤以石上生者良

蒺藜子味苦溫主惡血破癥結積聚喉痹乳難久服長肌肉明目輕身一名旁通一名屈人一名止行一名豺羽一名升推御覽引云一名君水香大觀本無文生平澤或道旁

名醫曰一名卽藜一名茨生馮翊七月八月採實暴乾

案說文云薺蒺藜也詩曰牆有薺以茨爲茅葦開屋字爾雅云茨蒺藜郭璞云布地蔓生細葉子有三角刺人毛詩云牆有茨傳云茨蒺藜也舊本作蒺藜非

黃耆味甘微溫主癰疽久敗創排膿止痛大風癩疾五痔鼠瘻

補虛小兒百病一名戴糝生山谷

名醫曰一名戴椹一名獨椹一名芰艸一名蜀脂一名百本生蜀郡白水漢中二月十月采陰乾

肉松容味甘微溫主五勞七傷補中除莖中寒熱痛養五藏強陰益精氣多子婦人癥瘕久服輕身生山谷

吳普曰肉蓯蓉一名肉松蓉神農黃帝鹹雷公酸小溫御覽作李氏小溫生河西御覽作東山陰地長三四寸叢生或代郡御覽下有鴈門二字二月至八月采御覽引云陰乾用之

名醫曰生河西及代郡鴈門五月五日采陰乾

案吳普云一名肉松蓉當是古本蓉卽容字俗寫蓯蓉非正字也陶宏景云是野馬精落地所生生時似肉舊作肉蓯蓉非

防風味甘溫無毒主大風頭眩痛惡風風邪目盲無所見風行周身骨節疼痺（御覽作痛）煩滿久服輕身一名銅芸（御覽作芒）生川澤

吳普曰防風一名迴雲一名回艸一名百枝一名蕑根一名百韭一名百種神農黃帝岐伯桐君雷公扁鵲甘無毒李氏小寒或生邯鄲上蔡正月生葉細圓青黑黃白五月花黃六月實黑三月十月采根日乾琅邪者良（御覽）

名醫曰一名茴艸一名百枝一名屛風一名蕑根一名百蜚生沙苑及邯鄲琅邪上蔡二月十月采根暴乾

案范子計然云防風出三輔白者善

蒲黃味甘平主心腹膀光寒熱利小便止血消瘀血久服輕身益氣力延年神僊生池澤

名醫曰生河東四月采

案玉篇云蒚謂今蒲頭有臺臺上有重臺中出黃卽蒲黃陶宏景云此卽蒲釐花上黃粉也僊經亦用此攷爾雅苻離其上蒚苻離與蒲釐聲相近疑卽此

香蒲味甘平主五藏心下邪氣口中爛臭堅齒明目聰耳久服輕身耐老御覽作能老一名睢御覽云睢蒲生池澤

吳普曰睢一名睢石一名香蒲神農雷公甘生南海池澤中
御覽

名醫曰一名醮生南海

案說文云菩艸也玉篇云菩香艸也又音蒲本艸圖經云香蒲蒲黃苗也春初生嫩葉未出水時紅白色茸茸然周禮以爲菹

續斷味苦微溫主傷寒補不足金創癰傷折跌續筋骨婦人乳

難御覽作乳癰云崩中漏血大觀本作黑字久服益氣力一名龍豆一名屬折生山谷

名醫曰一名接骨一名南艸一名槐生常山七月八月采陰乾

案廣雅云裹續斷也范子計然云續斷出三輔桐君藥錄云續斷生蔓延葉細莖如荏大根本黃白有汁七月八月采根

漏蘆味苦鹹寒主皮膚熱惡創疽痔溼痹下乳汁久服輕身益氣耳目聰明不老延秊一名野蘭生山谷

名醫曰生喬山八月采根陰乾

案廣雅云飛廉扁蘆也陶宏景云俗中取根名鹿驪

營實味酸溫主癰疽惡創結肉跌筋敗創熱氣陰蝕不瘳利關節一名牆薇一名牆麻一名牛棘生川谷

吳普曰薔薇一名牛勒一名牛膝一名薔薇一名山棗御覽

名醫曰一名牛勒一名薔蘼一名山棘生零陵及蜀郡八月

九月采陰乾

案陶宏景云卽是牆薇子

天名精味甘寒主瘀血血瘕欲死下血止血利小便久服輕身

耐老一名麥句薑一名蝦蟇藍一名豕首生川澤

名醫曰一名天門精一名玉門精一名彘顱一名蟾蜍蘭一

名覲生平原五月采

案說文云薽豕首也爾雅云茢薽豕首郭璞云今江東呼豨

首可以煼蠶蛹陶宏景云此卽今人呼爲豨薟唐本云鹿活

艸是也別錄一名天蔓菁南人呼爲地松掌禹錫云陳藏器

別立地菘條後人不當仍其謬

決明子味鹹平主青盲目淫膚赤白膜眼赤痛淚出久服益精光太平御覽引作理目珠精理卽治字輕身生川澤

吳普曰決明子一名艸決明一名羊明御覽

名醫曰生龍門石決明生豫章十月采陰乾百日

案廣雅云羊蹢躅英光也又決明羊明也爾雅云薢茩英光郭璞云英明也葉黃銳赤華實如山茱萸陶宏景云形似馬蹄決明

丹參味苦微寒主心腹邪氣腸鳴幽幽如走水寒熱積聚破癥除瘕止煩滿益氣一名郤蟬艸生川谷

吳普曰丹參一名赤參一名木羊乳一名郤蟬艸神農桐君黃帝雷公扁鵲苦無毒李氏大寒岐伯鹹生桐柏或生太山山陵陰茈華小方如荏毛根赤四月華紫五月采根陰乾治

心腹痛御覽

名醫曰一名赤參一名木羊乳生桐柏山及太山五月采根暴乾

案廣雅云郤蟬丹參也

茜根味苦寒主寒溼風痹黃疸補中生川谷

名醫曰可以染絳一名地血一名茹慮一名茅蒐一名蒨生喬山二月三月采根暴乾

案說文云茜茅蒐也蒐茅蒐茹藘人血所生可以染絳从艸从鬼廣雅云地血茹藘蒨也爾雅云茹藘茅蒐郭璞云今蒨也可以染絳毛詩云茹藘在阪傳云茹藘茅蒐也陸璣云一名地血齊人謂之茜徐州人謂之牛蔓徐廣注史記云茜一名紅藍其花染繒赤黃也按名醫別出紅藍條非

飛廉味苦平主骨節熱脛重酸疼久服令人身輕一名飛輕已上四字原本黑字生川澤

名醫曰一名伏兔一名飛雉一名木禾生河内正月采根七月八月采花陰乾

案廣雅云伏豬木禾也飛廉扇蘆也陶宏景云今旣別有漏蘆則非此别名耳

五味子味酸溫主益氣欬逆上氣勞傷羸瘦補不足强陰益男子精御覽引云一名會及大觀本作黑字生山谷

吴普曰五味子一名元及御覽

名醫曰一名會及一名元及生齊山及代郡八月采實陰乾

案說文云菋荎豬也荎荎豬艸也蕏荎蕏也廣雅云會及五味也爾雅云菋荎蕏郭璞云五味也蔓生子叢在莖頭抱樸

子僊藥篇云五味者五行之精其子有五味移門子服五味子十六季色如玉女入水不霑入火不灼也

旋華味甘溫主益氣去面皯御覽作䵟黑色媚好御覽作令人色悅澤其根味辛主腹中寒熱邪氣利小便久服不飢輕身一名筋根華一名金沸御覽引云一名美草大觀本作黑字生平澤

名醫曰生豫州五月采陰乾

案陶宏景云東人呼爲山薑南人呼爲美草本草衍義云世又謂之鼓子花

蘭草味辛平主利水道殺蠱毒辟不祥久服益氣輕身不老通神明一名水香生池澤

名醫曰生大吳四月五月采

案說文云蘭香草也廣雅云蕳蘭也易其臭如蘭鄭云蘭香

艸也夏小正五月蓄蘭毛詩云方秉蕑分傳云蕑蘭也陸璣云蕑卽蘭香艸也其莖葉似藥艸澤蘭范子計然云大蘭出漢中三輔蘭出河東宏農白者善元楊齊賢注李白詩引本艸云蘭艸澤蘭二物同名蘭艸一名水香云都梁是也水經零陵郡都梁縣西小山上有渟水其中悉生蘭艸綠葉紫莖澤蘭如薄荷微香荆湘嶺南人家多種之與蘭大抵相類顏師古以蘭艸爲澤蘭非也

蛇牀子味苦平主婦人陰中腫痛男子陰痿溼痒除痹氣利關節癲癇惡創久服輕身一名蛇米生川谷及田野

吳普曰蛇牀一名蛇珠御覽

名醫曰一名蛇粟一名虺牀一名思鹽一名繩毒一名棗棘一名牆蘼生臨淄五月采實陰乾

案廣雅云虵粟馬牀虵牀也爾雅云盱虺牀淮南子氾論訓云亂人者若蛇牀之與蘼蕪

地膚子味苦寒主㽷光熱利小便補中益精氣久服耳目聰明輕身耐老一名地葵御覽引云一名地華一名地脈大觀本無一名地華四字脈作麥皆黑字生平澤及田野

名醫曰一名地麥生荆州八月十月采實陰乾

案廣雅云地葵地膚也列僊傳云文賓服地膚鄭樵云地膚曰落帚亦曰地掃爾雅云䔫馬帚卽此也今人亦用爲箒

景天味苦平主大熱火創身熱煩邪惡氣華主女人漏下赤白輕身明目一名戒火一名愼火御覽引云一名水母大觀本作黑字水作火生川谷

名醫曰一名火母一名救火一名據火生太山四月四日七月七日采陰乾

案陶宏景云今人皆盆養之於屋上云以辟火

因陳御覽作茵蒿味苦平主風溼寒熱邪氣熱結黃疸久服輕身益氣耐老御覽作能老生邱陵阪岸上

吳普曰因塵神農岐伯雷公苦無毒黃帝辛無毒生田中葉如藍十一月采御覽

名醫曰白兔食之僊生太山五月及立秋采陰乾

案廣雅云因塵馬先也陶宏景云僊經云白蒿白兔食之僊而今因陳乃云此恐非耳陳藏器云茵蔯經冬不死因舊苗而生故名茵蔯後加蒿字也据此知舊作茵蔯蒿非又按爾雅云馬先疑卽馬新蒿亦白蒿之類

杜若味辛微溫主胸脇下逆氣溫中風入腦戶頭腫痛多涕淚出久服益精藝文類聚引作益氣明目輕身一名杜衡藝文類聚引作杜衡非生川澤

名醫曰一名杜連一名白連一名白苓一名若芝生武陵及
冤句二月八月采根暴乾
案說文云若杜若香艸廣雅云楚蘅杜蘅也西山經云天帝
之上有艸焉其狀如葵其臭如蘼蕪名曰杜衡爾雅云杜土
鹵郭璞云杜蘅也似葵而香楚詞云采芳州兮杜若范子計
然云杜若生南郡漢中又云秦蘅出於隴西天水沈括補筆
談云杜若即今之高艮薑後人不識又別出高艮薑條按經
云一名杜衡是名醫別出杜蘅條非也衡正字俗加艸
沙參味苦微寒主血積驚氣除寒熱補中益肺氣久服利人一
名知母生川谷
吴普曰白沙參一名苦心一名識美一名虎須一名白參一
名志取一名文虎神農黃帝扁鵲無毒岐伯鹹李氏大寒生

河內川谷或般陽瀆山三月生如葵葉青實白如芥根大白
如蕪菁三月采御覽
名醫曰一名苦心一名志取一名虎鬚一名白參一名識美
一名文希生河內及冤句般陽續山二月八月采根暴乾
案廣雅云苦心沙參也其蒿青蘘也范子計然云白沙參出
洛陽白者善

白兔藿味苦平主蛇虺蜂蠆猘狗菜肉蠱毒注一名白葛生山
谷
吳普曰白菟藿一名白葛穀御覽
名醫曰生交州
案陶宏景云都不聞有識之者想當似葛耳唐本注云此艸
荆襄山谷大有俗謂之白葛

徐長卿味辛溫主鬼物百精蠱毒疫疾邪惡氣溫瘧久服强悍
輕身一名鬼督郵生山谷
吳普曰徐長卿一名石下長卿神農雷公辛或生隴西三月
采御覽
名醫曰生太山及隴西三月采
案廣雅云徐長卿鬼督郵也陶宏景云鬼督郵之名甚多今
俗用徐長卿者其根正如細辛小短扁扁爾氣亦相似
石龍芻味苦微寒主心腹邪氣小便不利淋閉風溼鬼注惡毒
久服補虛羸輕身耳目聰明延年一名龍鬚一名草續斷一名
龍珠生山谷
吳普曰龍芻一名龍多一名龍鬚一名續斷一名龍本一名
艸毒一名龍華一名懸莞神農李氏小寒雷公黃帝苦無毒

扁鵲辛無毒生梁州七月七日采御覽此條誤附續斷

名醫曰一名龍華一名懸莞一名艸毒生梁州溼地五月七月采莖曝乾

案廣雅云龍木龍須也中山經云賈超之山其中多龍修郭璞云龍須也似莞而細生山石穴中莖列垂可以爲席別錄云一名方賓鄭樵云爾雅所謂薜鼠莞也舊作蒭非

薇銜味苦平主風溼痹歷節痛驚癇吐舌悸氣賊風鼠瘻癰腫一名麋銜生川澤

吳普曰薇蘅一名麋蘅一名無顛一名承膏一名醜一名無心御覽

名醫曰一名承膏一名承肌一名無心一名無顛生漢中及冤句邯鄲七月采莖葉陰乾

雲實味辛溫主洩利舊作痢御覽作泄利腸澼殺蟲蠱毒去邪惡結氣止痛除熱華主見鬼精物多食令人狂走久服輕身通神明生川谷

吳普曰雲實一名員實一名天豆神農辛小溫黃帝鹹雷公苦葉如麻兩兩相值高四五尺大莖空中六月花八月九月實十月采御覽

名醫曰一名員實一名雲英一名天豆生河間十月采暴乾

案廣雅云天豆雲實也

王不留行味苦平主金創止血逐痛出刺除風痹內寒久服輕身耐老御覽作能老增壽生山谷

吳普曰王不留行一名王不流行神農苦平岐伯雷公甘二月八月采御覽

案鄭樵云王不畱行曰禁宮花曰剪金花葉似花實作房

升麻味甘辛大觀本作甘平主解百毒殺百老物殃鬼辟溫疾障邪毒蠱久服不夭大觀本作主解百毒殺百精老物殃鬼辟瘟疫瘴氣邪氣蠱毒此用御覽文一名周升麻大觀本作周麻生山谷舊作黑字據吳普有云神農甘則本經當有此今增入

吳普曰升麻神農甘御覽

名醫曰生益州二月八月采根日乾

案廣雅云周麻升麻也此據御覽

青蘘味甘寒主五藏邪氣風寒溼痹益氣補腦髓堅筋骨久服耳目聰明不飢不老增壽巨勝苗也生川谷舊在米穀部非

吳普曰青襄一名夢神神農苦雷公甘御覽

名醫曰生中原

案抱樸子僊藥篇云孝經援神契曰巨勝延年又云巨勝一

名胡麻餌服之不老耐風溼補衰老也

姑活味甘溫主大風邪氣溼痹寒痛久服輕身益壽耐老一名冬葵子舊在唐本退中無毒今增

名醫曰生河東

案水經注解縣引神農本艸云地有固活女疏銅芸紫菀之族也陶宏景云方藥亦無用此者乃有固活丸卽是野葛一名此又名冬葵子非葵菜之冬葵子療體乖異

別羈味苦微溫主風寒溼痹身重四肢疼酸寒邪歷節痛生川谷舊在唐本退中無毒今增

名醫曰一名別枝一名別騎一名鼈羈生藍田二月八月采

案陶宏景云方家時有用處今俗亦絕耳

屈艸味苦主胷脇下痛邪氣腹閒寒熱陰痹久服輕身益氣耐

老御覽作補謚能老生川澤舊在唐本退中無毒今增

名醫曰生漢中五月采

案陶宏景云方藥不復用俗無識者

淮木味苦平主久欬上氣腸中虛羸女子陰蝕漏下赤白沃一名百歲城中木生山谷舊在唐本退中無毒今增

吳普曰淮木神農雷公無毒生晉平陽河東平澤治久欬上氣傷中羸虛補中謚氣御覽

名醫曰一名炭木生太山采無時

案李當之云是樟樹上寄生樹大銜枝在肌肉今人皆以胡桃皮當之非也桐君云生上洛是木皮狀如厚朴色似桂白其理一縱一橫今市人皆削乃以厚朴而無正縱橫理不知此復是何物莫測眞假何者為是也

右艸上品七十三種舊七十二種攷六芝當爲一升麻當白字米穀部誤入青蘘唐本退六種姑活屈艸淮木皆當入此

牡桂味辛溫主上氣欬逆結氣喉痹吐吸利關節補中益氣久服通神輕身不老生山谷

名醫曰生南海

案說文云桂江南木百藥之長梫桂也南山經云招搖之山多桂郭璞云桂葉似枇杷長二尺餘廣數寸味辛白花叢生山峯冬夏常青閒無雜木爾雅云梫木桂郭璞云今人呼桂皮厚者爲木桂及單名桂者是也一名肉桂一名桂枝一名

桂心

菌桂味辛溫主百病養精神和顏色爲諸藥先聘通使久服輕身不老面生光華媚好常如童子生山谷

名醫曰生交阯桂林巖崖閒無骨正圓如竹立秋采

案楚詞云雜申椒與菌桂兮王逸云菌桂皆香木列僊傳云范蠡好服桂

松脂味苦溫主疽惡創頭瘍白秃疥搔風氣安五藏除熱久服輕身不老延年一名松膏一名松肪生山谷

名醫曰生太山六月采

案說文云松木也或作㮤范子計然云松脂出隴西松膠者善

槐實味苦寒主五內邪氣熱止涎唾補絶傷五痔火創婦人乳瘕子藏急痛生平澤

名醫曰生河南

案說文云槐木也爾雅云櫰槐大葉而黑郭璞云槐樹葉大

色黑者名爲櫰叉守宮槐葉晝聶宵炕郭璞云槐葉晝日聶合而夜炕布者名爲守宮槐

枸杞味苦寒主五內邪氣熱中消渴周痹久服堅筋骨輕身不老御覽作耐老一名杞根一名地骨一名枸忌一名地輔生平澤

吳普曰枸杞一名枸己一名羊乳御覽

名醫曰一名羊乳一名卻暑一名僊人杖一名西王母杖生常山及諸邱陵阪岸冬采根春夏采葉秋采莖實陰乾

案說文云檵枸杞也杞枸檵也廣雅云地筋枸杞也爾雅云杞枸檵郭璞云今枸杞也毛詩云集于苞杞傳云杞枸檵也陸璣云苦杞秋熟正赤服之輕身益氣列僊傳云陸通食橐盧木實抱樸子僊藥篇云象柴一名托盧是也或名僊人杖或云西王母杖或名天門精或名卻老或名地骨或名枸杞

也

柏實味甘平主驚悸安五藏益氣除溼痹久服令人悅澤美色耳目聰明不飢不老輕身延年生山谷

名醫曰生太山柏葉尤良田四時各依方面采陰乾

案說文云柏鞠也廣雅云栝柏也爾雅云柏椈郭璞云禮記曰鬯臼以椈范子計然云柏脂出三輔上升價七千中三千一斗

伏苓味甘平主胸脇逆氣御覽作疝氣憂恚驚邪恐悸心下結痛寒熱煩滿欬逆口焦舌乾利小便久服安魂養神不飢延年一名茯菟御覽作茯神案元本云其有抱根者名茯神作黑字生山谷

吳普曰茯苓通神桐君甘雷公扁鵲甘無毒或生茂州大松根下入地三丈一尺二月七日采御覽

名醫曰其有抱根者名茯神生太山大松下二月八月采陰
乾
案廣雅云茯神茯苓也范子計然云茯苓出嵩高三輔列僊
傳云昌容采茯苓餌而食之史記褚先生云傳曰下有伏靈
上有兔絲所謂伏靈者在兔絲之下狀似飛鳥之形伏靈者
千歲松根也食之不死淮南子說林訓云伏苓掘兔絲死舊
作茯非
榆皮味甘平主大小便不通利水道除邪氣久服輕身不飢其
實尤良一名零榆生山谷
名醫曰生潁川三月采皮取白暴乾八月采實
案說文云榆白枌枌榆也廣雅云柘榆梗榆也爾雅云榆白
枌郭璞云枌榆先生葉卻著莢皮色白又蘦莖郭璞云今云

刺榆毛詩云東門之枌傳云枌白榆也又山有樞傳云樞荎
也陸璣云其鍼刺如柘其葉如榆瀹爲茹美滑如白榆之類
有十種葉皆相似皮及木理異矣

酸棗味酸平主心腹寒熱邪結氣聚四肢酸疼溼痹久服安五
藏輕身延年生川澤

名醫曰生河東八月采實陰乾四十日成

案說文云樲酸棗也爾雅云樲酸棗郭璞云味小實酢孟子
云養其樲棘趙岐云樲棘小棘所謂酸棗是也

蘗木味苦寒主五藏腸胃中結熱黃疸腸痔止洩利女子漏下
赤白陰陽蝕創一名檀桓生山谷

名醫曰生漢中及永昌

案說文云檗黃木也蘗木也司馬相如賦有蘗張揖云檗木

可染者顔師古云㮕黄蘗也
乾漆味辛溫無毒主絶傷補中續筋骨塡髓㛮安五藏五緩六
急風寒溼痹生漆去長蟲久服輕身耐老生川谷
名醫曰生漢中夏至後采乾之
案說文云桼木汁可以髼物象形桼如水滴而下以漆爲漆
水字周禮載師云漆林之征鄭元云故書漆林爲桼林杜子
春云當爲漆林
五加皮味辛溫主心腹疝氣腹痛益氣療躄小兒不能行疽創
陰蝕一名豺漆
名醫曰一名犲節生漢中及冤句五月十月采莖十月采根
陰乾
案大觀本艸引東華眞人煮石經云舜常登蒼梧山曰厥金

玉之香艸脥刑偃息正道此乃五加也魯定公母單服五加
酒以致不死

蔓荆實味苦微寒主筋骨間寒熱痹拘攣明目堅齒利九竅去
白蟲久服輕身耐老小荆實亦等生山谷
名醫曰生河間南陽寃句或平壽都鄉高岸上及田野中八
月九月采實陰乾
案廣雅云牡荆蔓荆也廣志云楚荆也牡荆蔓荆也据牡曼
聲相近故本經于蔓荆不載所出州土以其見牡荆也今或
別爲二條非

辛夷味辛溫主五藏身體寒風頭腦痛面䵟久服下氣輕身明
目增秊耐老一名辛矧御覽作引一名侯桃一名房木生川谷
名醫曰九月采實暴乾

案漢書揚雄賦云列新雉於林薄師古云新雉卽辛夷耳爲樹甚大其木枝葉皆芳一名新矧史記司馬相如傳雜以流夷注漢書音義曰流夷新夷也陶宏景云小時氣辛香卽離騷所呼辛夷者陳藏器云初發如筆北人呼爲木筆其花最早南人呼爲迎春按唐人名爲玉蕊又曰玉蘭

桑上寄生味苦平主腰痛小兒背強癰腫安胎充肌膚堅髮齒長鬚眉其實明目輕身通神一名寄屑一名寓木一名宛童生川谷

名醫曰一名蔦生宏農桑樹上三月三日采莖陰乾

案說文云蔦寄生也詩曰蔦與女蘿或作樢廣雅云宛童寄生樢也又寄屏寄生也中山經云龍山上多寓木郭璞云寄生也爾雅云寓木宛童郭璞云寄生樹一名蔦毛詩云蔦與

女蘿傳云蔦寄生也陸璣云蔦一名寄生葉似當盧子如覆盆子赤黑甜美

杜仲味辛平主要脊痛補中益精氣堅筋骨強志除陰下痒溼小便餘瀝久服輕身耐老一名思僊生山谷

吳普曰杜仲一名木緜一名思仲御覽

名醫曰一名思仲一名木緜生上虞及上黨漢中二月五月六月九月采皮

案廣雅云杜仲曼榆也博物志云杜仲皮中有絲折之則見

女貞實味苦平主補中安五藏養精神除百疾久服肥健輕身不老生山谷

名醫曰生武陵立冬采

案說文云楨剛木也東山經云太山上多楨木郭璞云女楨

也葉冬不凋毛詩云南山有杞陸璣云木杞其樹如樗陳藏器作栗一名狗骨理白滑其子爲木䖟子可合藥司馬相如賦有女貞師古曰女貞樹冬夏常青未嘗凋落若有節操故以喻焉陳藏器云冬青也

木蘭味苦寒主身大熱在皮膚中去面熱赤皰酒皶惡風癲疾陰下痒溼明耳目一名林蘭生川谷

名醫曰一名杜蘭皮似桂而香生零陵及太山十二月采皮陰乾

案廣雅云木欄桂欄也劉逵注蜀都賦云木蘭大樹也葉似長生冬夏榮常以冬華其實如小柹甘美南人以爲梅其皮可食顏師古注漢書云皮似椒而香可作面膏藥

蕤核味甘溫主心腹邪氣明目目赤痛傷淚出久服輕身益氣

不飢生川谷
吳普曰蕤核一名甚神農雷公甘平無毒生池澤八月采補中強志明目久服不飢御覽
名醫曰生函谷及巴西
案說文云桵白桵棫爾雅云棫白桵郭璞云桵小木叢生有刺實如耳璫紫赤可啖一切經音義云本艸作蕤今桵核是也

橘柚味辛溫主胸中瘕熱逆氣利水穀久服去臭下氣通神一名橘皮生川谷舊在果部非
名醫曰生南山江南十月采
案說文云橘果出江南柚條也似橙而酢爾雅云柚條郭璞云似橙實酢生江南禹貢云厥包橘柚僞孔云大曰橘小曰

柚列子湯問篇云吳楚之國有木焉其名爲櫾碧樹而冬生實丹而味酸食其皮汁已憤厥之疾司馬相如賦有橘柚張揖曰柚卽橙也似橘而大味酢皮厚

右木上品二十種舊一十九種攷果部橘柚當入此

髮髲味苦溫主五癃關格不通利小便水道療小兒癇大人痓仍自還神化

案說文云髮根也髲鬄也鬄髲也或作髢毛詩云不屑髢也箋云髢髲也儀禮云主婦被錫注云被錫讀爲髲鬄古者或剔賤者刑者之髮以被婦人之紒爲飾因名髲鬄焉李當之云是童男髮據漢人說髮髲當是剃刑人髮或童男髮本經不忍取人髮用之故用剃餘也方家至用天靈蓋害及枯骨卒不能治病古人所無矣

右人一種舊同

龍骨味甘平主心腹鬼注精物老魅欬逆洩利膿血女子漏下癥瘕堅結小兒熱氣驚癇齒主小兒大人驚癇癲疾狂走心下結氣不能喘息諸痓殺精物久服輕身通神明延年生山谷

吳普曰龍骨生晉地山谷陰大水所過處是龍死骨也青白者善十二月采或無時龍骨畏乾漆蜀椒理石龍齒神農李氏大寒治驚癇久服輕身御覽大觀本節文

名醫曰生晉地及太山巖水岸土穴中死龍處采無時

案范子計然云龍骨生河東

麝香味辛溫主辟惡氣殺鬼精物溫瘧蠱毒癇痓去三蟲久服除邪不夢寤厭寐生川谷

名醫曰生中臺及益州雍州山中春風取之生者益良

案說文云麝如小麋臍有香黑色麞也(御覽引多三字)爾雅云麝父

麕足郭璞云腳似麕有香

牛黃味苦平主驚癇寒熱熱盛狂痓除邪逐鬼生平澤

吳普曰牛黃味苦無毒牛出入呻(御覽作鳴吼)者有之夜有光(御覽作夜視有光)走(御覽有牛字)角中牛死入膽中如雞子黃(後漢書延篤傳注)

名醫曰生晉地於牛得之即陰乾百日使時躁無令見日月光

熊脂味甘微寒主風痹不仁筋急五藏腹中積聚寒熱羸瘦頭瘍白禿面皯皰久服強志不飢輕身生山谷

名醫曰生雍州十一月取

案說文云熊獸似豕山居冬蟄

白膠味甘平主傷中勞絕要痛羸瘦補中益氣婦人血閉無子

止痛安胎久服輕身延年一名鹿角膠
名醫曰生雲中煮鹿角作之
案說文云膠昵也作之以皮考工記云鹿膠青白牛膠火赤
鄭云皆謂煮用其皮或用角
阿膠味甘平主心腹內崩勞極灑灑如瘧狀要腹痛四肢酸疼
女子下血安胎久服輕身益氣一名傅致膠
名醫曰生東平郡煮牛皮作之出東阿
案二膠本經不著所出疑本經但作膠名醫增白字阿字分
爲二條
右獸上品六種舊同
丹雄雞味甘微溫主女人崩中漏下赤白沃補虛溫中止血通
神殺毒辟不祥頭主殺鬼東門上者尤良肪主耳聾腸主遺溺

肶胵裹黄皮主洩利尿白主消渴傷寒寒熱黑雌雞主風寒溼痹五緩六急安胎翮羽主下血閉雞子主除熱火瘡癇痙可作虎魄神物雞白蠹肥脂生平澤

吳普曰丹雞卵可作琥珀御覽

名醫曰生朝鮮

案說文云雞知時畜也籒文作鷄肪肥也腸大小腸也肶鳥胵鳥胃也𦵔糞也翮羽莖也羽鳥長毛也此作肶省文尿卽屎字古文徙亦𦵔假音字也

雁肪味甘平主風攣拘急偏枯氣不通利久服益氣不飢輕身耐老一名鶩肪生池澤

吳普曰鴈肪神農岐伯雷公甘無毒御覽有鶩肪二字當作一名鶩肪殺諸石藥毒御覽引云采無時

名醫曰生江南取無時

案說文云鴈鵝也鶩舒鳧也廣雅云鴚鵝倉鴚鴈也鳧鶩鴨也爾雅云舒鴈鵝郭璞云禮記曰出如舒鴈今江東呼鴚又舒鳧鶩郭璞云鴨也方言云鴈自關而東謂之鴚鵝南楚之外謂之鵝或謂之倉鴚据說文云別有雁以爲鴻雁字無鴨字鴨卽雁之急音此雁肪卽鵝鴨脂也當作鴈字名醫不曉別出鶩肪條又出白鴨鵝條反疑此爲鴻雁何其謬也陶蘇皆亂說之

右禽上品二種舊同

石蜜味甘平主心腹邪氣諸驚癇痓安五藏諸不足益氣補中止痛解毒除衆病和百藥久服強志輕身不飢不老一名石飴生山谷

吳普曰石蜜神農雷公甘氣平生河源或河梁御覽又一引云生武都山谷

名醫曰生武都河源及諸山石中色白如膏者良

案說文云𧖴蠭甘飴也一曰螟子或作蜜中山經云平逢之山多沙石實惟蜂蜜之盧郭璞云蜜赤蜂名西京雜記云南越王獻高帝石蜜五斛玉篇云𧖴蠭甘飴也蘇恭云當去石字

蜂子味甘平主風頭除蠱毒補虛羸傷中久服令人光澤好顏色不老大黃蜂子主心腹復滿痛輕身益氣土蜂子主癰腫一名蜚零生山谷

名醫曰生武都

案說文云蠭飛蟲螫人者古文省作𧒒廣雅云蠮螉蜂也又

上蜂蠮螉也爾雅云土蠭郭璞云今江南大蠭在地中作房
者爲土蠭啖其子卽馬蠭今荆巴閒呼爲蟺又木蠭郭璞云
似土蠭而小在樹上作房江東亦呼爲木蠭又食其子禮記
檀弓云范則冠鄭云范蠭也方言云蠭燕趙之閒謂之蠓螉
其小者謂之蠮螉或謂之蚴蜕其大而蜜謂之壺蠭郭璞云
今黑蠭穿竹木作孔亦有蜜者或呼笛師按蠭名爲范者聲
相近若司馬相如賦以氾爲楓左傳渢渢卽汎汎也
蜜蠟味甘微溫主下利膿血補中續絕傷金創益氣不饑耐老
生山谷
名醫曰生武都蜜房木石閒
案西京雜記云南越王獻高帝蜜燭二百枚玉篇云蠟蜜滓
陶宏景云白蠟生於蜜中故謂蜜蠟說文無蠟字張有云臘

別蠟非舊作蠟今据改

牡蠣味鹹平主傷寒寒熱溫瘧灑灑驚恚怒氣除拘緩鼠瘻女子帶下赤白久服強骨節殺邪氣延年一名蠣蛤生池澤

名醫曰一名牡蛤生東海采無時

案說文云蠣蚌屬似螊微大出海中今民食之讀若賴又云蜃屬有三皆生於海蛤厲千歲雀所化秦謂之牡厲

龜甲味鹹平主漏下赤白破癥瘕痎瘧五痔陰蝕濕痹四肢重弱小兒顖不合久服輕身不飢一名神屋生池澤

名醫曰生南海及湖水中采無時

案廣雅云介龜也高誘注淮南云龜殼龜甲也

桑蜱蛸味鹹平主傷中疝瘕陰痿益精生子女子血閉要痛通五淋利小便水道一名蝕肬生桑枝上采蒸之

吳普曰桑蛸條一名今本脫此二字蝕肬一名害焦一名致神農鹹
無毒御覽
名醫曰螳蜋子也二月三月采火炙
案說文云蟲蟲蛸也或作蜱蛸蟲蛸蟷蜋子廣雅云蜅蟭烏
洟冒焦螵蛸也爾雅云不過蟷蠰其子蜱蛸郭璞云一名蜅
蟭蟷蠰卵也范子計然云螵蛸出三輔上價三百舊作螵聲
相近字之誤也玉篇云蜱同螵

海蛤味苦平主欬逆上氣喘息煩滿胸痛寒熱一名魁蛤
吳普曰海蛤神農苦岐伯甘扁鵲鹹大節頭有文文如磨齒
采無時
名醫曰生南海
案說文云蛤蜃屬海蛤者百歲燕所化魁蛤一名復絫老服

翼所化爾雅云魁陸郭璞云本艸云魁狀如海蛤圓而厚朴有理縱橫卽今之蚶也周禮鼈人供蠯鄭司農云蠯蛤也杜子春云蠯蚌也周書王會云東越海蛤孔鼂云蛤文蛤按名醫別出海蛤條云一名魁陸一名活東非

文蛤主惡瘡蝕御覽作除陰蝕五痔御覽下有大孔出血大觀本作黑字

名醫曰生東海表有文采無時

蠡魚初學記引作鱧魚味甘寒主溼痹面目浮腫下大水一名鮦魚生池澤

名醫曰生九江采無時

案說文云鱶鮦也鮦鱶也讀若絝襱廣雅云鱺鯣鮦也爾雅云鱧郭璞云鮦也毛詩云魴鱧傳云鱧鮦也据說文云鱧鱯也與鱶不同而毛萇郭璞以鮦釋鱧與許不合然初學記引

此亦作鱧蓋二字音同以致譌舛不可得詳廣雅又作鱺亦音之譌又廣志云豚魚一名鮦御覽叓異解也又陸璣云鱧卽鮑魚也似鱧狹厚今京東人猶呼鱧魚又本艸衍義曰蠡魚今人謂之黑鯉魚道家以爲頭有星爲厭据此諸說若作鱧字說文所云鮦廣志以爲江豚本艸衍義以爲黑鯉魚若作鯉字說文又以爲鱯廣雅以爲鰻鱺陸璣以爲鮑魚說各不同難以詳究

鯉魚膽味苦寒主目熱赤痛青盲明目久服强悍益志氣生池澤

名醫曰生九江采無時

案說文云鯉鱣也鱣鯉也爾雅云鯉鱣舍人云鯉一名鱣郭璞注鯉云今赤鯉魚注鱣云大魚似鱏毛詩云鱣鮪發發傳

云鱣鯉也据此知郭璞别爲二非矣古今注云兗州人呼赤
鯉爲赤驥謂青鯉爲青馬黑鯉爲元駒白鯉爲白騏黃鯉爲
黃雉
右蟲魚上品一十種舊同
藕實莖味甘平主補中養神益氣力除百疾久服輕身耐老不
飢延年一名水芝丹生池澤
名醫曰一名蓮生汝南八月采
案說文云藕夫渠根蓮夫渠之實也茄夫渠莖爾雅云荷芙
渠郭璞云别名芙蓉江東呼荷又其莖茄其實蓮郭璞云蓮
謂房也又其根藕
大棗味甘平主心腹邪氣安中養脾肋十二經平胃氣通九竅
補少氣少津液身中不足大驚四肢重和百藥久服輕身長年

葉覆麻黄能令出汗生平澤

吳普曰棗主調中益脾氣令人好顏色美志氣大觀本艸引吳氏本艸

名醫曰一名乾棗一名美棗一名良棗八月采暴乾生河東

案說文云棗羊棗也爾雅云遵羊棗郭璞云實小而圓紫黑色今俗呼之爲羊矢棗又洗大棗郭璞云今河東猗氏縣出大棗子如雞卵

蒲萄味甘平主筋骨溼痹益氣倍力強志令人肥健耐飢忍風寒久食輕身不老延年可作酒生山谷

名醫曰生隴西五原敦煌

案史記大宛列傳云大宛左右以蒲萄爲酒漢使取其實來於是天子始種苜蓿蒲萄肥饒地或疑此本經不合有蒲萄名醫所增當爲黑字然周禮場人云樹之果蓏珍異之物鄭元

云珍異蒲萄枇杷之屬則古中國本有此大宛種類殊常故
漢特取來植之舊作葡据史記作蒲
蓬藥味酸平主安五藏益精氣長陰令堅强志倍力有子久服
輕身不老一名覆盆生平澤
吳普曰缺盆一名決盆御覽甄氏本艸曰覆葐子一名馬瘻一
名陸荆同上
名醫曰一名陵藥一名陰藥生荆山及寃句
案說文云藥木也茥缺盆也廣雅云蕻葐陸英苺也爾雅云
茥蒛盆郭璞云覆盆也實似莓而小亦可食毛詩云葛藟藟
之陸璣云一名巨瓜似燕薁亦連蔓葉似艾白色其子赤可
食列僊傳云昌容食蓬藥根李當之云即是人所食莓陶宏
景云蓬藥是根名覆盆是實名

雞頭實味甘平主溼痹要脊厀痛補中除暴疾益精氣强志令耳目聰明久服輕身不飢耐老神僊一名鴈喙實生池澤

名醫曰一名芡生雷澤八月采

案說文云芡雞頭也廣雅云葰芡雞頭也周禮籩人加籩之實芡鄭元云芡雞頭也方言云葰芡雞頭也北燕謂之葰青徐淮泗之閒謂之芡南楚江湘之閒謂之雞頭或謂之雁頭或謂之烏頭淮南子說山川云雞頭已瘻高誘云水中芡幽州謂之雁頭古今注云葉似荷而大葉上蹙皺如沸實有芒刺其中有米可以度飢卽今蔿子也

右果上品五種舊六種今以橘柚入木

胡麻味甘平主傷中虛羸補五內（御覽作藏）益氣力長肌肉填髓腦久服輕身不老一名巨勝葉名青蘘生川澤

吳普曰胡麻一名方金神農雷公甘無毒一名狗蝨立秋采
名醫曰一名狗蝨一名方莖一名鴻藏生上黨
案廣雅云狗蝨巨勝藤茲胡麻也孝經援神契云鉅勝延年
宋均云世以鉅勝爲苟杞子陶宏景云本生大宛故曰胡麻
按本經已有此陶說非也且與麻蕡竝列胡之言大或以葉
大於麻故名之

麻蕡味辛平主五勞七傷利五藏下血寒氣多食令人見鬼狂
走久服通神明輕身一名麻勃麻子味甘平主補中益氣肥健
不老神僊生川谷
吳普曰麻子中仁神農岐伯辛雷公扁鵲無毒不欲牡厲白
薇先藏地中者食殺人麻藍一名麻蕡一名青欲一名青葛
神農辛岐伯有毒雷公甘畏牡厲白薇葉上有毒食之殺人

麻勃一名花雷公辛無毒畏牡厲御覽

名醫曰麻勃此麻花上勃勃者七月七日采良子九月采生太山

案說文云麻與林同人所治在屋下枲麻也莌枲實也或作黂芓麻母也萁芓也以蕡爲維香艸爾雅云黂枲實枲麻孫炎云黂麻子也郭璞云别二名又芓麻母郭璞云苴麻盛子者周禮籩人朝事之籩其實麷黂鄭云黂枲實也鄭司農云麻麻曰黂淮南子齊俗訓云胡人見黂不知其可以爲布高誘云黂麻實也据此則宏景以爲牡麻無實非也唐本以爲麻實是

右米穀上品二種舊三種今以青蘘入艸

冬葵子味甘寒主五藏六府寒熱羸瘦五癃利小便久服堅骨

長肌肉輕身延年
名醫曰生少室山十二月采之
案說文云昇古文終葵菜也廣雅云蘬葵也攷昇與終形相近當卽爾雅蔠葵爾雅云蔠葵蘩露郭璞云承露也大莖小葉華紫黃色本艸圖經云吳人呼爲蘩露俗呼胡燕支子可婦人塗面及作口脂按名醫別有落葵條一名蘩露亦非也陶宏景以爲終冬至春作子謂之冬葵不經甚矣

莧實味甘寒主青盲明目除邪利大小便去寒熱久服益氣力不飢輕身一名馬莧
名醫曰一名莫實生淮陽及田中葉如藍十一月采
案說文云莧莧菜也爾雅云蕢赤莧郭璞云今莧葉之赤莖者李當之云莧實當是今白莧唐本注云赤莧一名薞今名

菓實字誤

瓜蔕味苦寒主大水身面四肢浮腫下水殺蠱毒欬逆上氣及食諸果病在胸腹中皆吐下之生平澤

名醫曰生嵩高七月七日采陰乾

案說文云瓜㼌也象形蔕瓜當也廣雅云水芝瓜也陶宏景云甜瓜蔕也

瓜子味甘平主令人說澤好顏色益氣不飢久服輕身耐老一名水芝御覽作土芝生平澤

吳普曰瓜子一名瓣七月七日采可作面脂御覽

名醫曰一名白瓜子生嵩高冬瓜仁也八月采

案說文云瓣瓜中實廣雅云冬瓜菰也其子謂之瓤陶宏景云白當爲甘舊有白字据名醫云一名白瓜子則本名當無

苦菜味苦寒主五藏邪氣厭穀胃痹久服安心益氣聰察少臥
輕身耐老一名荼艸一名選生川谷
名醫曰一名游冬生益州山陵道旁凌冬不死三月三日采
陰乾
案說文云荼苦菜也廣雅云游冬苦菜也爾雅云荼苦菜又
檟苦荼郭璞云樹小如梔子冬生葉可煮作羹今呼早采者
爲荼晚取者爲茗一名荈蜀人名之苦菜陶宏景云此即是
今茗茗一名荼又令人不眠亦凌冬不凋而兼其止生益州
唐本注駁之非矣選與荈音相近

右菜上品五種舊同

神農本艸經卷第一

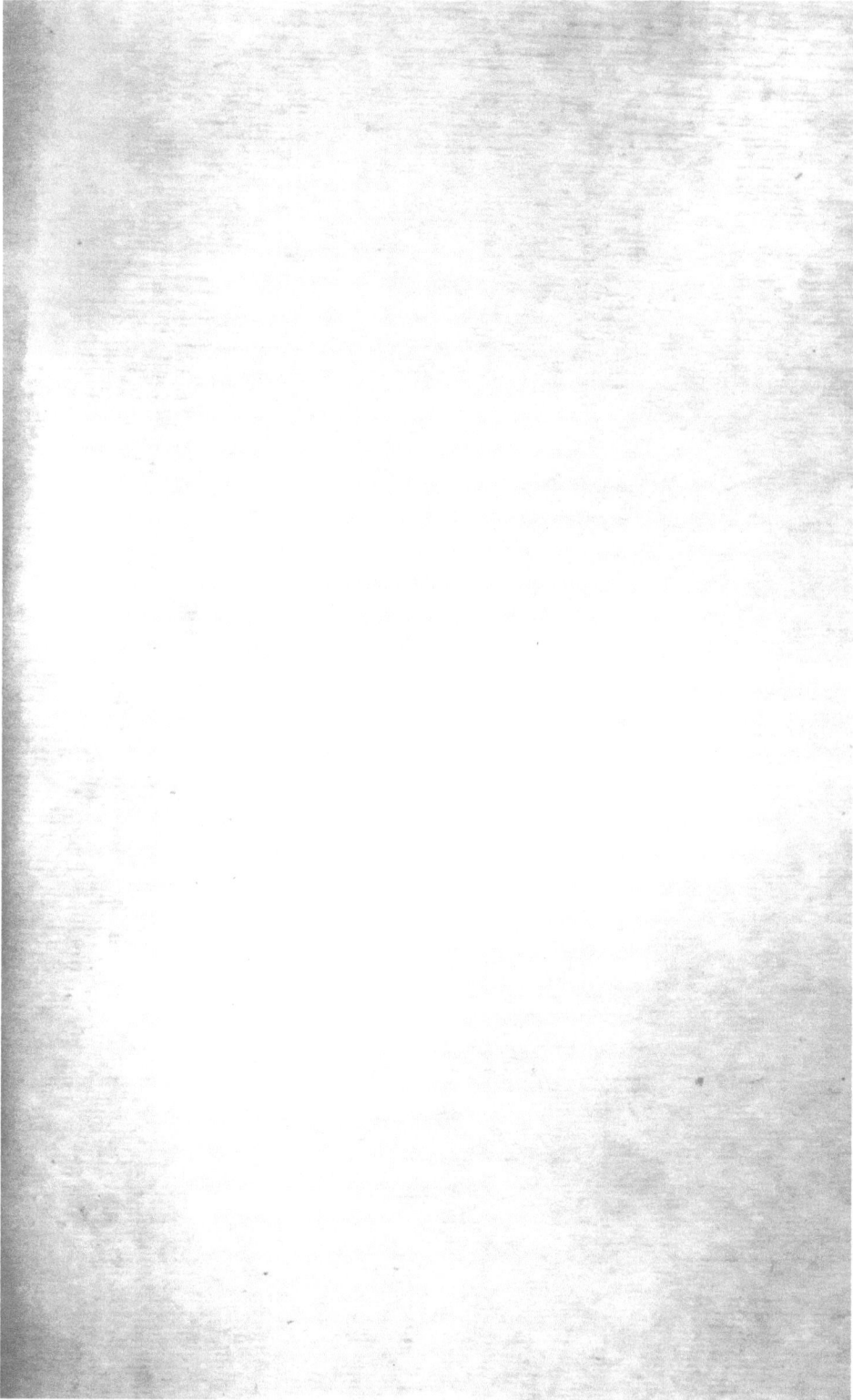

神農本艸經卷第二

吳普等述　孫星衍 馮翼 同輯

中經

中藥一百二十種爲臣主養性以應人無毒有毒斟酌其宜欲遏病補羸者本中經

雄黃　石流黃　雌黃　水銀

石膏　慈石　凝水石　陽起石

孔公孼　殷孼　鐵精落　理石

長石　膚青　右玉石中品十四種舊十六種

乾薑　枲耳實　葛根　括樓

苦參　當歸　麻黃　通艸

芍藥　蠡實　瞿麥　元參

秦艽　百合　知母　貝母
白芷　淫羊藿　黃芩　狗脊
石龍芮　茅根　紫菀　紫艸
敗醬　白鮮皮　酸醬　紫參
槀本　石韋　萆薢　白薇
水萍　王瓜　地榆　海藻
澤蘭　防已　款冬華　牡丹
馬先蒿　積雪艸　女菀　王孫
蜀羊泉　爵牀　假蘇　翹根　右艸中品四十九種
舊四十六種
桑根白皮　竹葉　吳茱萸　巵子
蕪荑　枳實　厚朴　秦皮

秦茉　山茱萸　紫　豬

白棘　龍眼　松蘿　衛矛

合歡右木中品一十七種舊同

白馬莖　鹿茸　牛角䚡　羖羊角

狗陰莖　麢羊角　犀角右獸中品七種舊同

燕屎　天鼠屎右禽中品二種舊三種

蝟皮　露蜂房　鼈甲　蟹

柞蟬　蠐螬　烏賊魚骨　白僵蠶

鮀魚甲　樗雞　蛞蝓　石龍子

木蝱　蜚蝱　蜚廉　䗪蟲

伏翼右蟲魚中品一十七種舊十六種

梅實右果中品一種舊同

大豆黄卷　赤小豆　粟米　黍米 右米穀中品三種舊二種

蓼實　葱實䪥　水蘇 右菜中品三種舊同

雄黄味苦平寒主寒熱鼠瘻惡創疽痔死肌殺精物惡鬼邪氣百蟲毒勝五兵鍊食之輕身神仙一名黄食石生山谷

吳普曰雄黄神農苦山陰有丹雄黄生山之陽故曰雄是丹之雄所以名雄黄也

名醫曰生武都敦煌山之陽采無時

案西山經云高山其下多雄黄郭璞云晉太興三年高平郡界有山崩其中出數千斤雄黄抱朴子僊藥篇云雄黄當得武都山所出者純而無雜其赤如雞冠光明曄曄乃可用耳其但純黄似雄黄色無赤光者不任以作仙藥可以合理病

藥耳

石流黃流舊作硫御覽引作流是味酸溫主婦人陰蝕疽痔惡血堅筋骨除頭禿能化金銀銅鐵奇物御覽引云石流青白色主益肝氣明目石流赤生羌道山谷生山谷

吳普曰硫黃一名石留黃神農黃帝雷公鹹有毒醫和扁鵲苦無毒或生易陽或河西或五色黃是潘水石液也潘卽礬古字燒令有紫焰者八月九月采治婦人血結御覽云治婦人絕陰能合金銀銅鐵

名醫曰生東海牧羊山及太山河西山礬石液也

案范子計然云石流黃出漢中又云劉掫餌石流黃而更少

劉逵注吳都賦云流黃土精也

雌黃味辛平主惡創頭禿痂疥殺毒蟲蝨身痒邪氣諸毒鍊之久服輕身增年不老生山谷

名醫曰生武都與雄黃同山生其陰山有金金精熏則生雌黃采無時

水銀味辛寒主疥瘻痂瘍白禿殺皮膚中蝨墮胎除熱殺金銀銅錫毒鎔化還復爲丹久服神仙不死生平土

名醫曰一名汞生符陵出於丹砂

案說文云澒丹沙所化爲水銀也廣雅云水銀謂之汞淮南子地形訓云白礜九百歲生白澒白澒九百歲生白金高誘云白澒水銀也

石膏味辛微寒主中風寒熱心下逆氣驚喘口乾苦焦不能息腹中堅痛除邪鬼產乳金創生山谷

名醫曰一名細石生齊山及齊盧山魯蒙山采無時

慈石味辛寒主周痺風溼肢節中痛不可持物洗洗酸消除大

熱煩滿及耳聾一名元石生山谷

吳普曰慈石一名磁君

名醫曰一名處石生太山及慈山山陰有鐵處則生其陽采無時

案北山經云灌題之山其中多磁石郭璞云可以取鐵管子地數篇云山上有慈石者下必有銅呂氏春秋精通篇云慈石召鐵淮南子說山訓云慈石能引鐵只作慈舊作磁非名醫別出元石條亦非

凝水石味辛寒主身熱腹中積聚邪氣皮中如火燒煩滿水飲之久服不飢一名白水石生山谷

吳普曰神農辛岐伯醫和扁鵲甘無毒李氏大寒或生邯鄲采無時如雲母色御覽引云一名寒水石

名醫曰一名寒水石一名凌水石鹽之精也生常山又中水縣及邯鄲

案范子計然云凝水石出河東色澤者善

陽起石味鹹微溫主崩中漏下破子臧中血癥瘕結氣寒熱腹痛無子陰痿不起御覽引作陰陽不合補不足御覽引有句攣二字一名白石生山谷

吳普曰陽起石神農扁鵲酸無毒桐君雷公岐伯鹹無毒李氏小寒或生太山御覽引云或陽起山采無時

名醫曰一名石生一名羊起石雲母根也生齊山及琅邪或雲山陽起山采無時

孔公孼味辛溫主傷食不化邪結氣惡創疽瘻痔利九竅下乳汁御覽引云一名通石大觀本作黑字生山谷

吳普曰孔公孽神農辛岐伯鹹扁鵲酸無毒色青黃

名醫曰一名通石殷孽根也青黃色生梁山

殷孽味辛溫主爛傷瘀血洩利寒熱鼠瘻癥瘕結氣一名薑石生山谷按此當與孔公孽爲一條

名醫曰鍾乳根也生趙國又梁山及南海采無時

鐵精平主明目化銅鐵落味辛平主風熱惡創瘍疽創痂疥氣在皮膚中鐵主堅肌耐痛生平澤舊爲三條今并

名醫曰鐵落一名鐵液可以染皁生牧羊及枋城或析城采無時

案說文云鐵黑金也或省作鐡古文作銕

理石味辛寒主身熱利胃解煩益精明目破積聚去三蟲一名立制石生山谷

名醫曰一名飢石如石膏順理而細生漢中及盧山采無時
長石味辛寒主身熱四肢寒厥利小便通血脈明目去翳眇下
三蟲殺蠱毒久服不飢一名方石生山谷
吳普曰長石一名方石一名直石生長子山谷如馬齒潤澤
玉色長鮮服之不飢御覽
名醫曰一名土石一名直石理如馬齒方而潤澤玉色生長
子山及太山臨淄采無時
膚青味辛平主蠱毒及蛇菜肉諸毒惡創生川谷
名醫曰一名推青一名推石生益州
案陶宏景云俗方及僊經並無用此者亦相與不復識
右玉石中品一十四種舊十六種攷鐵落鐵宜與鐵精爲一
乾薑味辛溫主胷滿欬逆上氣溫中止血出汗逐風溼痹腸澼

下利生者尤良久服去臭氣通神明生川谷
名醫曰生犍爲及荆州揚州九月采
案說文云薑禦溼之菜也廣雅云葰廉薑也吕氏春秋本味篇云和之美者陽樸之薑高誘注陽樸地名在蜀郡司馬相如上林賦有茈薑云云

枲耳實味甘溫主風頭寒痛風溼周痹四肢拘攣痛惡肉死肌久服益氣耳目聰明強志輕身一名胡枲一名地葵生川谷
名醫曰一名葹一名常思生安陸及六安田野實熟時采
案說文云菤卷耳也苓卷耳也廣雅云苓耳葹常枲胡枲枲耳也爾雅云菤耳苓耳郭璞云江東呼爲常枲形似鼠耳叢生如盤毛詩云采采卷耳傳云卷耳苓耳也陸璣云葉青白色似胡荽白華細莖蔓生可煮爲茹滑而少味四月中生子

正如婦人耳璫今或謂之耳璫艸鄭康成謂是白胡荽幽州人謂之爵耳淮南子覽冥訓云位賤尚枲高誘云葈者葈耳菜名也幽冀謂之檀菜雒下謂之胡枲

葛根味甘平主消渴身大熱嘔吐諸痹起陰氣解諸毒葛穀主下利十歲已上一名雞齊根生川谷

吳普曰葛根神農甘生太山（御覽）

名醫曰一名鹿藿一名黃斤生汶山五月采根暴乾

括樓根味苦寒主消渴身熱煩滿大熱補虛安中續絕傷一名地樓生川谷及山陰

吳普曰括樓一名澤巨一名澤姑（御覽）

名醫曰一名果贏一名天瓜一名澤姑實名黃瓜二月八月采根暴乾三十日成生宏農

案說文云菩菩蔞果蓏也廣雅云王白蕡也當爲王菩爾雅云果蓏之實括樓郭璞云今齊人呼之爲天瓜毛詩云果蓏之實亦施于宇傳云果蓏括樓也呂氏春秋云王善生高誘云善或作瓜瓠瓠也案呂氏春秋善字乃菩之誤

苦參味苦寒主心腹結氣癥瘕積聚黃疸溺有餘瀝逐水除癰腫補中明目止淚一名水槐一名苦蘵生山谷及田野

名醫曰一名地槐一名菟槐一名驕槐一名白莖一名虎麻一名岑莖一名祿白一名陵郎生汝南三月八月十月采根槀乾

當歸味甘溫主欬逆上氣溫瘧寒熱洗在皮膚中大觀本洗音癬婦人漏下絕子諸惡創瘍金創煮飲之一名乾歸生川谷

吳普曰當歸神農黃帝桐君扁鵲甘無毒岐伯雷公辛無毒

李氏小溫或生羌胡地

名醫曰生隴西二月八月采根陰乾

案廣雅云山蘄當歸也爾雅云薜山蘄郭璞云今似蘄而粗大又薜白蘄郭璞云即上山蘄范子計然云當歸出隴西無枯者善

麻黃味苦溫主中風傷寒頭痛溫瘧發表出汗去邪熱氣止欬逆上氣除寒熱破癥堅積聚一名龍沙

吳普曰麻黃一名卑相一名卑監神農雷公苦無毒扁鵲酸無毒李氏平或生河東四月立秋采御覽

名醫曰一名卑相一名卑鹽生晉地及河東立秋采莖陰乾令青

案廣雅云龍沙麻黃也麻黃莖狗骨也范子計然云麻黃出

漢中三輔

通艸御覽作蓪艸味辛平主去惡蟲除脾胃寒熱通利九竅血脉關節令人不忘一名附支生山谷

吳普曰蓪艸一名丁翁一名附支神農黃帝辛雷公苦生石城山谷葉菁蔓延止汗自正月采御覽

名醫曰一名丁翁生石城及山陽正月采枝陰乾

案廣雅云附支蓪艸也中山經云升山其艸多寇脫郭璞云寇脫艸生南方高丈許似荷葉而莖中有瓤正白零陵人植而日灌之以爲樹也爾雅云離南活莌郭璞注同又倚商活脫郭璞云卽離南也范子計然云蓪艸出三輔

芎藭味苦平主邪氣腹痛除血痺破堅積寒熱疝瘕止痛利小便益氣藝文類聚引云一名白朮大觀本作黑字生川谷及邱陵

吴普曰芍藥神農苦桐君甘無毒岐伯鹹李氏小寒雷公酸
一名甘積一名解倉一名誕一名餘容一名白术三月三日
采御覽
名醫曰一名白术一名餘容一名犂食一名解食一名鋋生
中岳二月八月采根暴乾
案廣雅云攣夷芍藥也白术牡丹也北山經云繡山其艸多
芍藥郭璞云芍藥一名辛夷亦香艸屬毛詩云贈之以芍藥
傳云芍藥香艸范子計然云芍藥出三輔崔豹古今注云芍
藥有三種有艸芍藥有木芍藥木有花大而色深俗呼爲牡
丹非也又云一名可離

蠡實味甘平主皮膚寒熱胃中熱氣風寒溼痺堅筋骨令人嗜
食久服輕身花葉去白蟲一名劇艸一名三堅一名豕首生川

谷

吳普曰蠡實一名劇艸一名三堅一名劇荔華御覽一名澤藍

一名豕首神農黃帝甘辛無毒生宛句五月采同上

名醫曰一名荔實生河東五月采實陰乾

案說文云荔艸也似蒲而小根可作㕞廣雅云馬䪥荔也月令云仲冬之月荔挺出鄭云荔挺馬薤也高誘注淮南子云荔馬荔艸也通俗文云一名馬藺顏之推云此物河北平澤率生之江東頗多種于階庭但呼為旱蒲故不識馬薤

瞿麥味苦寒主關格諸癃結小便不通出刺決癰腫明目去翳破胎墮子下閉血一名巨句麥生川谷

名醫曰一名大菊一名大蘭生大山立秋采實陰乾

案說文云蘧蘧麥也菊大菊蘧麥廣雅云茈威陵苕蘧麥也

爾雅云大菊蘧麥郭璞云一名麥句薑即瞿麥陶宏景云子頗似麥故名瞿麥

元參味苦微寒主腹中寒熱積聚女子產乳餘疾補腎氣令人目明一名重臺生川谷

吳普曰元參一名鬼藏一名正馬一名重臺一名鹿腹一名端一名元臺神農桐君黃帝雷公扁鵲苦無毒岐伯鹹李氏寒或生冤朐山陽二月生葉如梅毛四四相值似芎藭黑莖方高四五尺華赤生枝閒四月實黑御覽

名醫曰一名元臺一名鹿腸一名正馬一名減一名端生河閒及冤句三月四月采根暴乾

案廣雅云鹿腸元參也范子計然云元參出三輔青色者善

秦艽味苦平主寒熱邪氣寒溼風痹肢節痛下水利小便生山

谷

名醫曰生飛烏山二月八月采根暴乾

案說文云芁艸之相丩者玉篇作艽居包切云秦艽藥芁同

蕭炳云本經名秦瓜然則今本經名亦有名醫改之者

百合味甘平主邪氣腹張心痛利大小便補中益氣生川谷

吳普曰百合一名重邁一名中庭生冤朐及荆山藝文類聚引云一名重匡

名醫曰一名重箱一名摩羅一名中逢花一名强瞿生荆州

二月八月采根暴乾

案玉篇云䕲百合蒜也

知母味苦寒主消渴熱中除邪氣肢體浮腫下水補不足益氣

一名蚳母一名連母一名野蓼一名地參一名水參一名水浚

一名貨母一名蝭母生川谷

吳普曰知母神農桐君無毒補不足益氣御覽引云一名提母

名醫曰一名女雷一名女理一名兒艸一名鹿列一名韭逢

一名兒踵艸一名東根一名水須一名沈燔一名薚生河內

二月八月采根暴乾

案說文云芪芪母也蕁莐藩也或从爻作薚廣雅云芪母兒

踵東根也爾雅云薚莐藩郭璞云生山上葉如韭一曰蝭母

范子計然云蝭母出三輔黃白者善玉篇作莐母

貝母味辛平主傷寒煩熱淋瀝邪氣疝瘕喉痺乳難金創風痙

一名空艸

名醫曰一名藥實一名苦花一名苦菜一名商莔字艸一名勤

母生晉地十月采根暴乾

案說文云莔貝母也廣雅云莔貝母郭璞云根如小貝圓而白華葉似韭毛詩云言采其蝱傳云蝱貝母也陸璣云其葉如栝樓而細小其子在根下如芋子正白四方連累相著有分解也

白茝味辛溫主女人漏下赤白血閉陰腫寒熱風頭侵目淚出長肌膚潤澤可作面脂一名芳香生川谷

吳普曰白芷一名虈一名苻離一名澤芬一名莞御覽

名醫曰一名白茝一名虈一名莞一名苻離一名澤芬葉一名蒚麻可作浴湯生河東下澤二月八月采根暴乾

案說文云茝虈也虈楚謂之蘺晉謂之虈齊謂之茝廣雅云白芷其葉謂之葯西山經云號山其艸多葯虈郭璞云葯白芷別名虈香艸也淮南子修務訓云身苦秋葯被風高誘云

葯白芷香艸也王逸注楚詞云葯白芷按名醫一名莞云云

似即爾雅莞苻離其上蒚而說文別有莀夫離也蒚夫蘺上

也是非一艸舍人云白蒲一名苻蘺楚謂之莞豈蒲與莀相

似而名醫誤合爲一乎𢧵說文云楚謂之蘺即夫蘺也未可

得詳舊作芷非

淫羊藿味辛寒主陰痿絕傷莖中痛利小便益氣力强志一名

剛前生山谷

吳普曰淫羊藿神農雷公辛李氏小寒堅骨御覽

名醫曰生上郡陽山

黃芩味苦平主諸熱黃疸腸澼洩利逐水下血閉惡創疽蝕火

瘍一名腐腸生川谷

吳普曰黃芩一名黃文一名妒婦一名虹勝一名經芩一名

印頭一名內虛神農桐君黃帝雷公扁鵲苦無毒李氏小溫
二月生赤黃葉兩兩四四相値莖空中或方員高三四尺四
月花紫紅赤五月實黑根黃二月至九月采御覽
名醫曰一名空腸一名內虛一名黃文一名經芩一名妒婦
生秭歸及寃句三月三日采根陰乾
案說文云菳黃菳也廣雅云菇葿黃文內虛黃芩也范子計
然云黃芩出三輔色黃者善

狗脊味苦平主腰背强關機緩急周痹寒溼膝痛頗利老人一
名百枝生川谷
吳普曰狗脊一名狗青一名赤節神農苦桐君黃帝岐伯雷
公扁鵲甘無毒李氏小溫如萆薢莖節如竹有刺葉圓赤根
黃白亦如竹根毛有刺岐伯經云莖長節葉端員青赤皮白

有赤脈

名醫曰一名强膂一名扶葢一名扶筋生常山二月八月采

根暴乾

案廣雅云菝葜狗脊也玉篇云菝瓠狗脊根也名醫别出菝

契條非

石龍芮味苦平主風寒溼痹心腹邪氣利關節止煩滿久服輕

身明目不老一名魯果能（御覽作食果）一名地椹生川澤石邊

吳普曰龍芮一名薑苔一名天豆神農苦平岐伯酸扁鵲李

氏大寒雷公鹹無毒五月五日采（御覽）

名醫曰一名石能一名彭根一名天豆生太山五月五日采

子二月八月采皮陰乾

案范子計然云石龍芮出三輔色黄者善

茅根味甘寒主勞傷虛羸補中益氣除瘀血血閉寒熱利小便其苗主下水一名蘭根一名茹根生山谷田野

名醫曰一名地菅一名地筋一名兼杜生楚地六月采根

案說文云茅菅也菅茅也廣雅云菅茅也爾雅云白華野菅郭璞云菅茅屬詩云白華菅兮白茅束兮傳云白華野菅也已漚爲菅

紫菀味苦溫主欬逆上氣胷中寒熱結氣去蠱毒痿蹷安五藏生山谷

吳普曰紫菀一名青苑御覽

名醫曰一名紫蒨一名青苑生房陵及眞定邯鄲二月三月采根陰乾

案說文云菀茈菀出漢中房陵陶宏景云白者名白菀唐本

注云白菀卽女菀也

紫艸味苦寒主心腹邪氣五疸補中益氣利九竅通水道一名紫丹一名紫芺御覽引云一名地血大觀本無文生山谷

吳普曰紫艸節赤二月花御覽

名醫曰生碭山及楚地三月采根陰乾

案說文云茈艸也藐茈艸也莀艸也可以染畱黃廣雅云茈莀茈艸也山海經云勞山多茈艸郭璞云一名紫莀中染紫也爾雅云藐茈艸郭璞云可以染紫

敗醬味苦平主暴熱火創赤氣疥搔疽痔馬鞍熱氣一名鹿腸生川谷

名醫曰一名鹿首一名馬艸一名澤敗生江夏八月采根暴乾

案范子計然云敗醬出三輔陶宏景云氣如敗醬故以爲名

白鮮味苦寒主頭風黃疸欬逆淋瀝女子陰中腫痛溼痺死肌不可屈伸起止行步生川谷

名醫曰生上谷及冤句四月五月采根陰乾

案陶宏景云俗呼爲白羊鮮氣息正似羊羶或名白羶

酸醬味酸平主熱煩滿定志益氣利水道產難吞其實立產一名醋醬生川澤

吳普曰酸醬一名酢醬御覽

名醫曰生荊楚及人家田園中五月采陰乾

案爾雅云葴寒醬郭璞云今酸醬艸江東呼曰苦葴

紫參味苦辛寒主心腹積聚寒熱邪氣通九竅利大小便一名牡蒙生山谷

吳普曰伏蒙一名紫參一名泉戎一名音腹一名伏菟一名
重傷神農黃帝苦李氏小寒生河西山谷或宛句商山圓聚
生根黃赤有文皮黑中紫五月花紫赤實黑大如豆三月采
根御覽大觀本節文
名醫曰一名眾戎一名童腸一名馬行生河西及冤句三月
采根火炙使紫色
案范子計然云紫參出三輔赤青色者善
槀本味辛溫主婦人疝瘕陰中寒腫痛腹中急除風頭痛長肌
膚說顏色一名鬼卿一名地新生山谷
名醫曰一名微莖生崇山正月二月采根暴乾三十日成
案廣雅云山茝蔚香槀本也管子地員篇云五臭疇生槀本
荀子大略篇云蘭茝槀本漸于蜜醴一佩易之樊光注爾雅

云藁本一名蘪蕪根名蘄芷舊作藁非

石韋味苦平主勞熱邪氣五癃閉不通利小便水道一名石韀生山谷石上

名醫曰一名石皮生華陰山谷不聞水及人聲者良二月采葉陰乾

萆薢味苦平主腰背痛强骨節風寒溼周痹惡創不瘳熱氣生山谷

名醫曰一名赤節生眞定八月采根暴乾

案博物志云菝葜與萆薢相亂

白薇味苦平主暴中風身熱肢滿忽忽不知人狂惑邪氣寒熱酸痋溫瘧洗洗發作有時生川谷

名醫曰一名白幕一名薇艸一名春艸一名骨美生平原三

月三日采根陰乾

水萍味辛寒主暴熱身痒藝文類聚初學記作癢此是下水氣勝酒長須髮藝文類聚作烏鬢消渴久服輕身一名水華藝文類聚引云一名水廉生池澤

吳普曰水萍一名水廉生澤水上葉員小一莖一葉根入水五月華白三月采日乾御覽

名醫曰一名水白一名水蘇生雷澤三月采暴乾

案說文云苹萍也無根浮水而生者萍苹也蘋大萍也廣雅云薸萍也夏小正云七月湟潦生苹爾雅云萍蓱郭璞云水中浮萍江東謂之薸又其大者蘋毛詩云于以采蘋傳云蘋大萍也范子計然曰水萍出三輔色青者善淮南子原道訓云萍樹根于水高誘云萍大蘋也

王瓜味苦寒主消渴內痹瘀血月閉寒熱酸疼益氣愈聾一名

土瓜生平澤

名醫曰生魯地田野及人家垣牆間三月采根陰乾

案說文云萯王萯也廣雅云藈菇瓜瓠王瓜也夏小正云四月王萯秀爾雅云鉤藈菇郭璞云鉤瓠也一名王瓜實如瓝瓜正赤味苦月令王瓜生鄭元云月令云王萯生孔穎達云疑王萯則王瓜也管子地員篇剽土之次曰五沙其種大萯細萯白莖青秀以蔓本艸圖經云大萯即王萯也芴亦謂之土瓜自別是一物

地榆味苦微寒主婦人乳痓痛七傷帶下病止痛除惡肉止汗療金創御覽引云主消酒又云明目大觀本艸消酒作黑字而無明目生山谷

名醫曰生桐柏及冤句二月八月采根暴乾

案廣雅云菗蒢地榆也陶宏景云葉似榆而長初生布地而

花子紫黑色如豉故名玉豉

海藻味苦寒主癭瘤氣頸下核破散結氣癰腫癥瘕堅氣腹中上下鳴下十二水腫一名落首生池澤

名醫曰一名藫生東海七月七日采暴乾

案說文云藻水艸也或作藻廣雅云海蘿海藻也爾雅云藫海藻也郭璞云藥艸也一名海蘿如亂髮生海中本艸云又藫石衣郭璞云水苔也一名石髮江東食之或曰藫葉似䪥而大生水底也亦可食

澤蘭味苦微溫主乳婦內衄御覽作衄血中風餘疾大腹水腫身面四肢浮腫骨節中水金創癰腫創膿一名虎蘭一名龍棗生大澤傍

吳普曰澤蘭一名水香神農黃帝岐伯桐君酸無毒李氏溫

生下地水傍葉如蘭二月生香赤節四葉相値枝節閒

名醫曰一名虎蒲生汝南三月三日采陰乾

案廣雅云虎蘭澤蘭也

防巳味辛平主風寒溫瘧痱熱氣諸癇除邪利大小便一名解離御覽作石解引云通湊理利九竅大觀本六字黑生川谷

吳普曰木防巳一名解離一名解燕神農辛黃帝岐伯桐君苦無毒李氏大寒如芄莖蔓延如艽白根外黃似桔梗內黑又如車輻解二月八月十月采根御覽

名醫曰生漢中二月八月采根陰乾

案范子計然云防巳出漢中旬陽

欵冬花味辛溫主欬逆上氣善喘喉痹諸驚癇寒熱邪氣一名槖吾御覽作石一名顆涷御覽作顆冬一名虎須一名兔奚生山谷

吳普曰欵冬十二月花黃白藝文類聚

名醫曰一名氐冬生常山及上黨水傍十一月采花陰乾

案廣雅云苦萃欵凍也爾雅云菟奚顆凍郭璞云欵冬也紫赤華生水中西京雜記云欵冬華于嚴冬傅咸欵冬賦序曰仲冬之月冰淩積雪欵冬獨敷華艶

牡丹味辛寒主寒熱中風瘈瘲痙驚癇邪氣除癥堅瘀血留舍腸胃安五臟療癰創一名鹿韭一名鼠姑生山谷

吳普曰牡丹神農岐伯辛李氏小寒雷公桐君苦無毒黃帝苦有毒葉如蓬相植根如柏黑中有核二月采八月采日乾人食之輕身益壽御覽

名醫曰生巴郡及漢中二月八月采根陰乾

案廣雅云白茶牡丹也范子計然云牡丹出漢中河內赤色

者亦善
馬先蒿味平主寒熱鬼注中風溼痹女子帶下病無子一名馬
屎蒿生川澤
名醫曰生南陽
案說文云蔚牡蒿也廣雅云因塵馬先也爾雅云蔚牡菣郭
璞云無子者毛詩云匪莪伊蔚傳云菣牡菣也陸璣云三月
始生七月華華似胡麻華而紫赤八月爲角角似小豆角銳
而長一名馬新蒿案新先聲相近
積雪艸味苦寒主大熱惡創癰疽浸淫赤熛皮膚赤身熱生川
谷
名醫曰生荆州
案陶宏景云荆楚人以葉如錢謂爲地錢艸徐儀藥圖名連

錢艸本艸圖經云咸洛二京亦有或名胡薄荷

女菀御覽作苑味辛溫主風洗洗霍亂洩利腸鳴上下無常處驚癇寒熱百疾生川谷或山陽

吳普曰女菀一名白菀一名識女菀御覽

名醫曰一名白菀一名織女菀一名茆生漢中正月二月采陰乾

案廣雅云女腸女菀也

王孫味苦平主五臟邪氣寒溼痹四肢疼酸厀冷痛生川谷

吳普曰黃孫一名王孫一名蔓延一名公艸一名海孫神農雷公苦無毒黃帝甘無毒生西海山谷及汝南城郭垣下蔓延赤文莖葉相當御覽

名醫曰吳名白功艸楚名王孫齊名長孫一名黃孫一名黃

昏一名海孫一名蔓延生海西及汝南城郭下

案陶宏景云今方家皆呼王昏又云肚蒙

蜀羊泉味苦微寒主頭禿惡創熱氣疥搔痂癬蟲療齲齒生川谷

名醫曰一名羊泉一名飴生蜀郡

案廣雅云桼姑艾但鹿何澤鞠也唐本注云此艸一名漆姑

爵牀味鹹寒主署脊痛不得著牀俛仰艱難除熱可作浴湯生川谷及田野

吳普曰爵牀一名爵鄉御覽

名醫曰生漢中

案别本注云今人名爲香蘇

假蘇味辛溫主寒熱鼠瘻瘰癧生創破結聚氣下瘀血除溼痹

一名鼠蓂生川澤舊在菜部今移

吳普曰假蘇一名鼠實一名薑芥也御覽名荆芥葉似落藜而

細蜀中生噉之蜀本注

名醫曰一名薑芥生漢中

案陶宏景云卽荆芥也薑荆聲譌耳先居艸部中今人食之

錄在菜部中也

翹根味甘寒平御覽作味苦平主下熱氣益陰精令人面說好明目久

服輕身耐老生平澤舊在唐本退中今移

吳普曰翹根神農雷公甘有毒三月八月采以作蒸飲酒病

人御覽

名醫曰生嵩高二月八月采

案陶宏景云方藥不復用俗無識者

右艸中品四十九種舊四十六種攷菜部假蘇及唐本退中翹根竝入此

桑根白皮味甘寒主傷中五勞六極羸瘦崩中脈絕補虛益氣葉主除寒熱出汗桑耳黑者主女子漏下赤白汁血病癥瘕積聚陰痛陰陽寒熱無子五木耳名檽益氣不飢輕身強志生山谷

名醫曰桑耳一名桑菌一名木麥生犍爲六月多雨時采即暴乾

案說文云桑蠶所食葉木莫木耳也蕈桑莫爾雅云桑瓣有葚梔舍人云桑樹一半有葚半無葚名梔也郭璞云瓣半也又女桑桋桑郭璞云今俗呼桑樹小而條長者爲女桑樹又檿山桑郭璞云似桑材中作弓及卓轅又桑柳槐條郭璞云

阿那垂條

竹葉味苦平主欬逆上氣溢筋急惡瘍殺小蟲根作湯益氣止渴補虛下氣汁主風痓實通神明輕身益氣

名醫曰生益州

案說文云竹冬生艸也象形下垂者箁箬也

吳茱萸御覽引無吳字是味辛溫主溫中下氣止痛欬逆寒熱除溼血痹逐風邪開湊舊作腠御覽作湊是理根殺三蟲一名藙生山谷

名醫曰生冤句九月九日采陰乾

案說文云茱茱萸茮屬萸茱萸也藾煎茱萸漢律會稽獻藾一斗廣雅云梂樧欓樾株茱萸也三蒼云萊茱萸也御覽爾雅云椒樧醜莍郭璞云茱萸子聚生成房貌今江東亦呼莍樧似茱萸而小赤色禮記云三牲用藙鄭云藙煎茱萸也漢律

會稽獻焉爾雅謂之檄范子計然云茱萸出三輔陶宏景云
禮記名藙而俗中呼爲藙子當是不識藙字似蔱字仍以相
傳

巵舊作梔蓺文類聚及御覽引作支是子味苦寒主五內邪氣胃中熱氣面赤酒
炮皶鼻白賴赤癩創瘍一名木丹生川谷
名醫曰一名越桃生南陽九月采實暴乾
案說文云梔黃木可染者廣雅云梔子楠桃也史記貨殖傳
云巴蜀地饒巵集解云徐廣曰音支烟支也紫赤色也據說
文當爲梔

蕪荑味辛主五內邪氣散皮膚骨節中淫淫溫行毒去三蟲化
食一名無姑一名蕨蘋御覽引云逐寸白散腹中溫溫喘息大觀本作黑字生川谷
名醫曰一名蕨蘋生晉山三月采實陰乾

案說文云榎山枌榆有朿莢可爲蕪荑者廣雅云山榆毋估
也爾雅云莁荑蔱蘠郭璞云一名白蕡又無姑其實夷郭璞
云無姑姑榆也生山中葉圓而厚剝取皮合漬之其味辛香
所謂蕪荑范子計然云蕪荑在地赤心者善

枳實味苦寒主大風在皮膚中如麻豆苦痒御覽作癢非除寒熱結
止利舊作痢御覽作利是長肌肉利五臟益氣輕身生川澤
吳普曰枳實苦雷公酸無毒李氏大寒九月十月采陰乾御覽
名醫曰生河内九月十月采陰乾
案說文云枳木似橘周禮云橘踰淮而化爲枳沈括補筆談
云六朝以前醫方唯有枳實無枳殼後人用枳之小嫩者爲
枳實大者爲枳殼

厚朴味苦溫主中風傷寒頭痛寒熱驚悸氣血痹死肌去三蟲

吳普曰厚朴神農岐伯雷公苦無毒李氏小溫御覽引云一名原皮生交阯

名醫曰一名厚皮一名赤朴其樹名榛其子名逐生交阯冤句九月十月采皮陰乾

案說文云朴木皮也榛木也廣雅云重皮厚朴也范子計然云厚朴出宏農按今俗以榛爲桼不知是厚朴說文榛桼字作桼

秦皮味苦微寒主風寒溼痹洗洗寒氣除熱目中青翳白膜久服頭不白輕身生川谷

吳普曰岑皮一名秦皮神農雷公黃帝岐伯酸無毒李氏小寒或生冤句水邊二月八月采御覽

名醫曰一名石檀生廬江及冤句二月八月采皮

陰乾

案說文云梣青皮木或作棉淮南子俶眞訓云梣木色青翳高誘云梣木苦歷木也生于山剝取其皮以水浸之正青用洗眼愈人目中膚翳据吳普云岑皮名秦皮本經作秦皮者後人以俗稱改之當爲岑皮

秦茮味辛溫主風邪氣溫中除寒痹堅齒髮明目久服輕身好顏色耐老增年通神生川谷

名醫曰生太山及秦嶺上或琅邪八月九月采實

案說文云茮茮莍莍茮檓實裏如裘者檓似茱萸出淮南廣雅云檓梂榝茱萸也北山經云景山多秦椒郭璞云子似椒而細葉艸也爾雅云檓大椒郭璞云今椒樹叢生實大者名爲檓又椒榝醜莍郭璞云莍萸子聚成房貌今江東亦呼莍檓

似茱萸而小赤色毛詩云椒聊之實傳云椒聊椒也陸璣云椒樹似茱萸有鍼刺葉堅而滑澤蜀人作茶吳人作茗皆合煮其葉以爲香范子計然云秦椒出天水隴西細者善淮南子人閒訓云申椒杜茝美人之所懷服舊作椒非据山海經有秦椒生閩喜景山則秦非秦地之秦也

山茱萸味酸平主心下邪氣寒熱溫中逐寒溼痹去三蟲久服輕身一名蜀棗生山谷

吳普曰山茱萸一名鬾實一名鼠矢一名雞足神農黃帝雷公扁鵲酸無毒岐伯辛一經酸或生冤句琅邪或東海承縣葉如梅有刺毛二月華如杏四月實如酸棗赤五月采實御覽名醫曰一名鷄足一名鬾實生漢中及琅邪冤句東海承縣九月十月采實陰乾

紫葳味酸（御覽作鹹）微寒主婦人產乳餘疾崩中癥瘕血閉寒熱羸
瘦養胎生川谷
吳普曰紫葳一名武威一名瞿麥一名陵居腹一名鬼目一
名芰華神農雷公酸岐伯辛扁鵲苦鹹黃帝甘無毒如麥根
黑正月八月采或生眞定（御覽）
名醫曰一名陵苕一名芰華生西海及山陽
案廣雅云茈葳陵苕蘧麥也爾雅云苕陵苕郭璞云一名陵
時本艸云又黃華蔈白華茇郭璞云苕華色異名亦不同毛
詩云苕之華傳云苕陵苕也范子計然云紫葳出三輔李當
之云是瞿麥根据李說與廣雅合而唐本注引爾雅注有一
名陵霄四字謂即陵霄花陸璣以為鼠尾疑皆非故不采之
豬苓味甘平主痎瘧解毒蠱注（御覽作蛀）不祥利水道久服輕身耐

老御覽作能老一名猳豬屎生山谷
吳普曰豬苓神農甘雷公苦無毒御覽引云如茯苓或生冤句八月采
名醫曰生衡山及濟陰冤句二月八月采陰乾
案莊子云豕零司馬彪注作豕囊云一名豬苓根似豬卵可
以治渴

白棘味辛寒主心腹痛癰腫潰膿止痛一名棘鍼生川谷
名醫曰一名棘刺生雍州
案說文云棘小棗叢生者爾雅云髦顛棘孫炎云一名白棘
李當之云此是酸棗樹鍼今人用天門冬苗代之非是眞也
案經云天門冬一名顛勒勒棘聲相近則今人用此亦非無
因也

龍眼味甘平主五藏邪氣安志厭食久服强魂聰明輕身不老

通神明一名益智生山谷
吳普曰龍眼一名益智要術一名比目御覽
名醫曰其大者似梹榔生南海松樹上五月采陰乾
案廣雅云益智龍眼也劉逵注吳都賦云龍眼如荔枝而小
圓如彈丸味甘勝荔枝蒼梧交阯南海合浦皆獻之山中人
家亦種之
松羅味苦平主瞋怒邪氣止虛汗頭風女子陰寒腫病一名女
蘿生山谷
名醫曰生熊耳山
案廣雅云女蘿松蘿也毛詩云蔦與女蘿傳云女蘿菟絲松
蘿也陸璣云松蘿自蔓松上枝正靑與兔絲異
衛矛味苦寒主女子崩中下血腹滿汗出除邪殺鬼毒蠱注一

名鬼箭生山谷

吳普曰鬼箭一名衛矛神農黃帝桐君苦無毒葉如桃如羽正月二月七月采陰乾或生野田（御覽）

名醫曰生霍山八月采陰乾

案廣雅云鬼箭神箭也陶宏景云其莖有三羽狀如箭羽

合歡味甘平主安五藏利心志（藝文類聚作和心志御覽作和心氣）令人歡樂無憂久服輕身明目得所欲生山谷

名醫曰生益州

案唐本注云或曰合昏歡昏音相近日華子云夜合

右木中品一十七種舊同

白馬莖味鹹平主傷中脈絕陰不起强志益氣長肌肉肥健生子眼主驚癇腹滿瘧疾當殺用之懸蹄主驚邪瘈瘲乳難辟惡

氣鬼毒蠱注不祥生平澤

名醫曰生雲中

鹿茸味甘溫主漏下惡血寒熱驚癇益氣強志生齒不老角主惡創癰腫逐邪惡氣留血在陰中

名醫曰茸四月五月解角時取陰乾使時躁角七月采

牛角鰓下閉血瘀血疼痛女人帶下血髓補中填骨髓久服增年膽可丸藥

案說文云鰓角中骨也

羖羊角味鹹溫主青盲明目殺疥蟲止寒泄辟惡鬼虎狼止驚悸久服安心益氣輕身生川谷

名醫曰生河西取無時

案說文云羖夏羊牝曰羖爾雅云羊牝羖郭璞云今人便以

牂羖爲黑白羊名

牡狗陰莖味鹹平主傷中陰痿不起令強熱大生子除女子帶下十二疾一名狗精膽主明目名醫曰六月上伏取陰乾百日

麢羊角味鹹寒主明目益氣起陰去惡血注下辟蠱毒惡鬼不祥安心氣常不厭寐生川谷

名醫曰生石城及華陰山采無時

案說文云麢大羊而細角廣雅云美皮泠角爾雅云麢大羊郭璞云麢羊似羊而大角圓銳好在山崖閒陶宏景云爾雅名𪊺羊據說文云莧山羊細角也爾雅云𪊺如羊郭璞云𪊺似吴羊而大角角橢出西方莧卽𪊺正字然本經羚字實麢字俗寫當以麢爲是爾雅釋文引本艸作麢

犀角味苦寒主百毒蠱注邪鬼障氣殺鉤吻鴆羽蛇毒除不迷

惑厭寐久服輕身生山谷
名醫曰生永昌及益州
案說文云犀南徼外牛一角在鼻一角在頂似豕爾雅云犀
似豕郭璞云形似水牛豬頭大腹庳腳腳有三蹄黑色三角
一在頂上一在鼻上一在額上鼻上者卽食角也小而不橢
好食棘亦有一角者山海經云琴鼓之山多白犀郭璞云此
與辟寒蠲忿辟塵辟暑諸犀皆異種也范子計然云犀角出
南郡上價八千中三千下一千
右獸中品七種舊同
燕屎味辛平主蠱毒鬼注逐不祥邪氣破五癃利小便生平谷
名醫曰生高山
案說文云燕元鳥也籋口布翄枝尾象形作巢避戊己乙元

鳥也齊魯謂之乙取其名自呼象形或作鳦爾雅云燕鳦夏小正云二月來降燕乃睇傳云燕乙也九月陟元鳥蟄傳云元鳥者燕也

天鼠屎味辛寒主面癰腫皮膚洗洗時痛腸中血氣破寒熱積聚除驚悸一名鼠沄一名石肝生山谷

名醫曰生合浦十月十二月取

案李當之云即伏翼屎也李云天鼠方言一名僊鼠案今本方言云或謂之老鼠當爲天字之誤也

右禽中品二種舊同

蝟皮味苦平主五痔陰蝕下血赤白五色血汁不止陰腫痛引要背酒煮殺之生川谷

名醫曰生楚山田野取無時

案說文云㣇似豪豬者或作蝟廣雅云虎王蝟也爾雅云彙
毛刺郭璞云今謂狀似鼠淮南子說山訓云鵲矢中蝟

露蜂房味苦平主驚癇瘈瘲寒熱邪氣癲疾鬼精蠱毒腸痔火
熬之良一名蜂腸生山谷

名醫曰一名百穿一名蜂勦生牂柯七月七日采陰乾

案淮南子氾論訓云蜂房不容卵高誘云房巢也

鼈甲味鹹平主心腹癥瘕堅積寒熱去痞息肉陰蝕痔惡肉生
池澤

名醫曰生丹陽取無時

案說文云鼈甲蟲也

蟹味鹹寒主胷中邪氣熱結痛喎僻面腫敗漆燒之致鼠生池
澤

名醫曰生伊洛諸水中取無時

案說文云蟹有二敖八足旁行非蛇鱓之穴無所庇或作蠏蛫蟹也荀子勸學篇云蟹六跪而二螯非蛇蟺之穴無所寄託廣雅云蜅蠏蛫也爾雅云螖蠌小者蟧郭璞云或曰即蟚螖也似蠏而小

柞蟬味鹹寒主小兒驚癇夜啼癲病寒熱生楊柳上

名醫曰五月采蒸乾之

案說文云蟬以旁鳴者蜩蟬也廣雅云蜻蛣蟬也復育蛻也舊柞蚱蟬別錄云蚱者鳴蟬也殼一名楉蟬又名伏蜟案蚱即柞字周禮考工記云侈則柞鄭元云柞讀為咋咋然之咋聲大外也說文云諎大聲也音同柞今据作柞柞蟬即五月鳴蜩之蜩夏小正云五月良蜩鳴傳良蜩也五采具爾雅云

蜩蜋蜩毛詩云如蜩傳云蜩蟬也方言云楚謂之蜩宋衛之閒謂之螗蜩陳鄭之閒謂之蜋蜩秦晉之閒謂之蟬海岱之閒謂之螭論衡云蟬生於復育開背而出而玉篇云蚱蟬七月生陶宏景音蚱作笮云瘂蟬是為月令之寒蟬爾雅所云蜺矣唐本注非之也

蠐螬味鹹微溫主惡血血瘀(御覽作血瘴)痺氣破折血在脅下堅滿痛月閉目中淫膚青翳白膜一名蟦蠐生平澤

名醫曰一名腥齊一名教齊生河內人家積糞艸中取無時反行者良

案說文云齏齏蠹也蝤蠐齏也蝎蝤齏也廣雅云蛭蛒蛬蠾地蠶蠹蟦蟦蠐螬爾雅云蟦蠐螬郭璞云在糞土中又蝤蠐蝎郭璞云在木中今雖通名蝎所在異又蝎蛣蝠郭璞云木中

蠹蟲蝎桑蠹郭璞云即拮掘毛詩云領如蝤蠐傳云蝤蠐蝎蟲也方言云蟦螬謂之蟦自關而東謂之蝤蟦或謂之蚕蝎或謂之蝖轂梁益之閒謂之蛒或謂之蝎或謂之蛭蛒秦晉之閒謂之蠹或謂之天螻列子天瑞篇云烏足根爲蠐螬博物志云蠐螬以背行快於足用說文無蟦字當借蚠爲之聲相近字之誤也

烏賊魚骨味鹹微溫主女子漏下赤白經汁血閉陰蝕腫痛寒熱癥瘕無子生池澤

名醫曰生東海取無時

案說文云鰂烏鰂魚名或作鯽左思賦有烏賊劉逵注云烏賊魚腹中有墨陶宏景云此是鷃烏所化作今其口腳具存猶相似爾

白僵蠶味鹹主小兒驚癇夜啼去三蟲滅黑䵟令人面色好男子陰瘍病生平澤

名醫曰生潁川四月取自死者

案說文云蠶任絲也淮南子說林訓云蠶食而不飲二十二日而化博物志云蠶三化先孕而後交不交者亦生子子後爲蜸皆無眉目易傷收采亦薄玉篇作𧓍蠶正當爲僵舊作殭非

鮀魚甲味辛微溫主心腹癥瘕伏堅積聚寒熱女子崩中下血五色小腹陰中相引痛創疥死肌生池澤

名醫曰生南海取無時

案說文云鱓魚名皮可爲鼓鼉水蟲似蜥易長大陶宏景云鮀卽鼉甲也

樗雞味苦平主心腹邪氣陰痿益精強志生子好色補中輕身
生川谷

名醫曰生河內樗樹上七月采曝乾

案廣雅云樗鳩樗雞也爾雅云螒天雞李巡云一名酸雞郭璞云小蟲黑身赤頭一名莎雞又曰樗雞毛詩云六月莎雞振羽陸璣云莎雞如蝗而班色毛翅數重其翅正赤或謂之天雞六月中飛而振羽索索作聲幽州人謂之蒲錯是也

活蝓味鹹寒主賊風喎僻軼筋及脫肛驚癇攣縮一名陵蠡生
池澤

名醫曰一名土蝸一名附蝸生大山及陰地沙石垣下八月
取

案說文云蝓虒蝓也蠃一名虒蝓廣雅云蠡蠃蝸牛螔蝓也

中山經云靑要之山是多僕纍郭璞云僕纍蝸牛也周禮鼈人祭祀供蠃鄭云蠃螔蝓爾雅云蚹蠃螔蝓郭璞云卽蝸牛也名醫曰別出蝸牛條非舊作蛞說文所無据玉篇云蛞蛞東知卽活東異文然則當爲活

石龍子味鹹寒主五癃邪結氣破石淋下血利小便水道一名蜥易生川谷

吳普曰石龍子一名守宮一名石蜴一名石龍子御覽

名醫曰一名山龍子一名守宮一名石蜴生平陽及荆山石閒五月取著石上令乾

案說文云蜥蟲之蜥易也易蜥易蝘蜓守宮也象形蝘在壁曰蝘蜓在艸曰蜥易或作蝁蚖榮蚖蛇醫以注鳴者廣雅云蛤解蠦蝘蚵蠪蜇蜴也爾雅云蠑螈蜥蜴蜥蜴蝘蜓蝘蜓守

宮也毛詩云胡爲虺蜴傳云蜴螈也陸璣云虺蜴一名蠑螈
蜴也或謂之蛇醫如蜥蜴青綠色大如指形狀可惡方言云
守宮秦晉西夏謂之守宮或謂之蠦蝘或謂之蜥易其在澤
中者謂之易蜴南楚謂之蛇醫或謂之蠑螈東齊海岱謂之
螔蠑北燕謂之祝蜓桂林之中守宮大者而能鳴謂之蛤解
木虻味苦平主目赤痛眥傷淚出瘀血血閉寒熱酸惭無子一
名魂常生川澤名醫曰生漢中五月取
案說文云蝱齧人飛蟲廣雅云蠶蠪蝱也此省文淮南子齊
俗訓云水蠆爲蟌莣高誘云青蛉也又說山訓云蝱散積血
蜚虻味苦微寒主逐瘀血破下血積堅痞癥瘕寒熱通利血脈
及九竅生川谷
名醫曰生江夏五月取腹有血者良

蜚廉味鹹寒主血瘀（御覽引云逐下血）癥堅寒熱破積聚喉咽痹內寒
無子生川澤
吳普曰蜚廉蟲神農黃帝云治婦人寒熱（御覽）
名醫曰生晉陽及人家屋閒立秋采
案說文云盧蜰也𧔥臭蟲負蠜也蠜自蠜也廣雅云飛蟅
飛蠊也爾雅云蜚蠦蜰郭璞云卽負盤臭蟲唐本注云漢中
人食之下氣名曰石薑一名盧蜰一名負盤舊作蠊据邢昺
疏引此作廉
䗪蟲味鹹寒主心腹寒熱洗洗血積癥瘕破堅下血閉生子大
良一名地鼈生川澤
吳普曰䗪蟲一名土鼈（御覽）
名醫曰一名土鼈生河東及沙中人家牆壁下土中溼處十

月暴乾

案說文云蟅蟲屬蠜𠂤蠜也廣雅云負蠜蟅也爾雅云艸蟲負蠜郭璞云常羊也毛詩云喓喓艸蟲傳云艸蟲常羊也陸璣云小大長短如蝗也奇音青色好在茅艸中

伏翼味鹹平主目瞑明目夜視有精光久服令人熹樂媚好無憂一名蝙蝠生川谷舊作禽部今移

吳普曰伏翼或生人家屋閒立夏後陰乾治目冥令人夜視有光藝文類聚

名醫曰生太山及人家屋閒立夏後采陰乾

案說文云蝙蝙蝠也蝠蝙蝠服翼也廣雅云伏翼飛鼠僊鼠蟙䘃也爾雅云蝙蝠服翼方言云蝙蝠自關而東謂之伏翼或謂之飛鼠或謂之老鼠或謂之仙鼠自關而西秦隴之閒

謂之蝙蝠北燕謂之蟙蠌李當之云卽天鼠

右蟲魚中品一十七種舊十六種考禽部伏翼宜入此

梅實味酸平主下氣除熱煩滿安心肢體痛偏枯不仁死肌去青黑志惡疾生川谷

吳普曰梅實大觀本艸作核明目益氣御覽不飢大觀本艸引吳氏本艸

名醫曰生漢中五月采火乾

案說文云橑乾梅之屬或作藔某酸果也以梅為枏爾雅云梅枏郭璞云似杏實酢是以某注梅也周禮籩人饋食籩其實乾橑鄭云乾橑乾梅也有桃諸梅諸是其乾者毛詩疏云梅鼻為腊羮臛齏中人含之以香口大觀本艸

右果中品一種舊同

大豆黃卷味甘平主溼痹筋攣厀痛生大豆塗癰腫煮汁飲殺

鬼毒止痛赤小豆主下水排癰腫膿血生平澤

吳普曰大豆黃卷神農黃帝雷公無毒采無時去面䵟得前胡烏喙杏子牡厲天雄鼠屎共蜜和佳不欲海藻龍膽此法大豆初出黃土芽是也生大豆神農岐伯生熟寒九月采殺烏豆毒並不用元參赤小豆神農黃帝鹹雷公甘九月采御覽

名醫曰生大山九月采

案說文云尗豆也象豆生之形也荅小尗也藿尗之少也廣雅云大豆尗也小豆荅也豆角謂之莢其葉謂之藿爾雅云戎叔謂之荏叔孫炎云大豆也

粟米味鹹微寒主養腎氣去胃脾中熱益氣陳者味苦主胃熱消渴利小便大觀本艸作黑字據吳普增

吳普曰陳粟神農黃帝苦無毒治脾熱渴粟養腎氣御覽

案說文云粟嘉穀實也孫炎注爾雅粢稷云粟也今關中人呼小米爲粟米是

黍米味甘溫主益氣補中多熱令人煩大觀本作黑字据吳普增

吳普曰黍神農甘無毒七月取陰乾益中補氣御覽

案說文云黍禾屬而黏者以大暑而種故謂之黍孔子曰黍可爲酒禾入水也廣雅云粢黍稻其采謂之禾齊氏要術引記勝之書曰黍忌丑又曰黍生於已壯於酉長於戌老於亥死於丑惡於丙午忌於丑寅卯按黍卽糜之種也右米穀中品三種舊二種大小豆爲二無粟米黍米今增

蓼實味辛溫主明目溫中耐風寒下水氣面目浮腫癰瘍馬蓼去腸中蛭蟲輕身生川澤

吳普曰蓼實一名天蓼一名野蓼一名澤蓼藝文類聚

名醫曰生雷澤

案說文云蓼辛菜薔虞也薔虞蓼廣雅云葒蘢蘋馬蓼也爾雅云薔虞蓼郭璞云虞蓼澤蓼又葒蘢古其大者蘬郭璞云俗呼葒艸爲蘢鼓語轉耳毛詩云隰有游龍傳云龍紅艸也陸璣云一名馬蓼葉大而赤色生水中高丈餘又以薅荼蓼傳云蓼水艸也

葱實味辛溫主明目補中不足其莖可作湯主傷寒寒熱出汗中風面目腫䪥味辛溫主金創創敗輕身不飢耐老生平澤

名醫曰生魯山

案說文云䪥菜也葉似韭廣雅云韭䪥蕎其華謂之菁爾雅云䪥鴻薈郭璞云卽䪥菜也又勁山䪥陶宏景云葱䪥異物而今共條本經旣無韭以其同類故也

水蘇味辛微溫主下氣辟口臭去毒辟惡久服通神明輕身耐

老生池澤

吳普曰芥蒩一名水蘇一名勞祖御覽

名醫曰一名雞蘇一名勞祖一名芥蒩一名芥苴生九眞七

月采

案說文云蘇桂荏也廣雅云芥蒩水蘇也爾雅云蘇桂荏郭

璞云蘇荏類故名桂荏方言云蘇亦荏也關之東西或謂之

蘇或謂之荏周鄭之閒謂之公蕡沅湘之南謂之薔其小者

謂之蘸葇按蘸葇卽香薷也亦名香葇名醫別出香薷條非

今紫蘇薄荷等皆蘇類也名醫俱別出之

右菜中品三種舊四種攷葱實宜與韰同條今并假蘇宜入

艸部

神農本艸經卷第二終

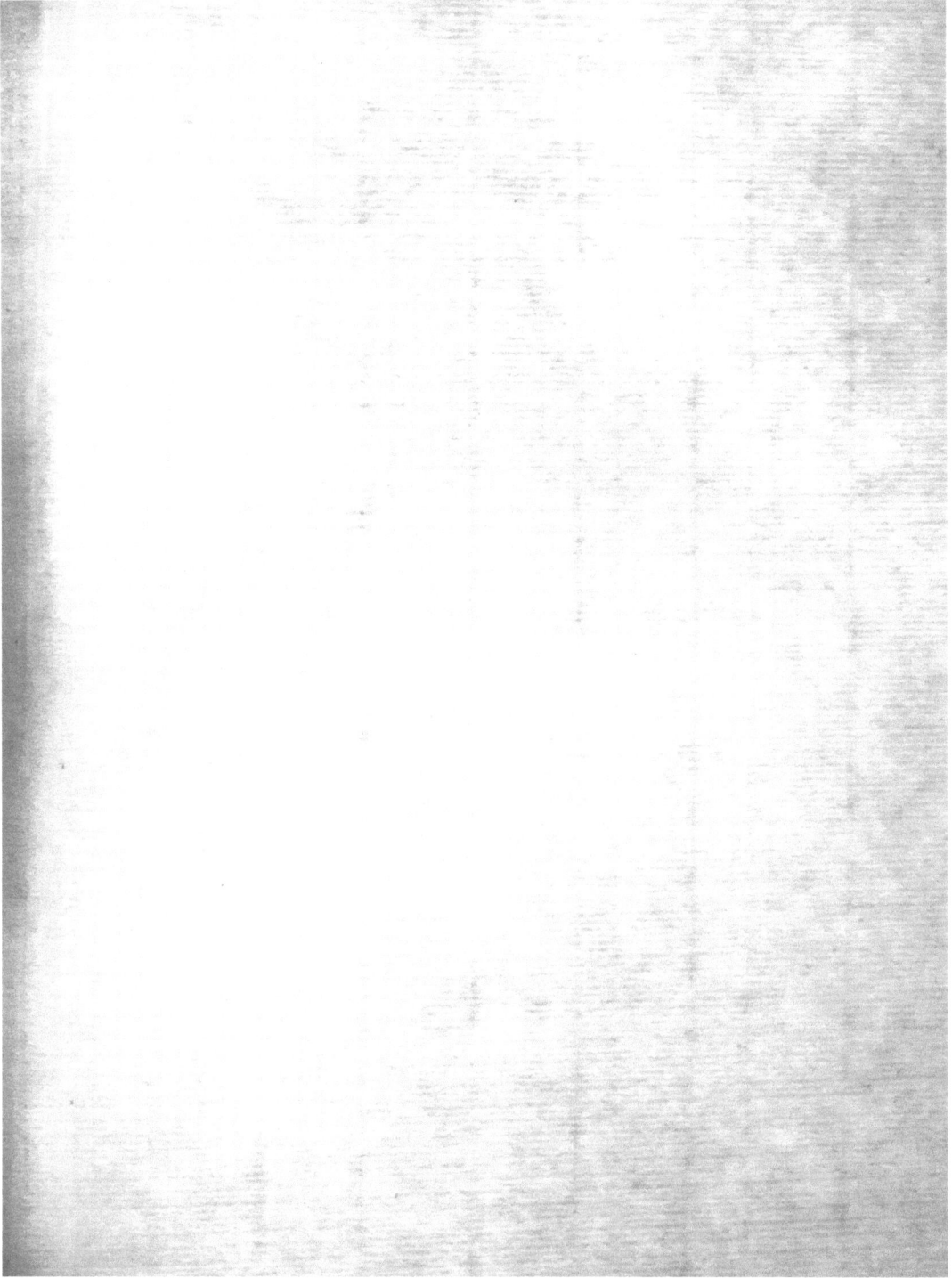

神農本艸經卷第三

吳普等述　孫星衍 馮翼 同輯

下經

下藥一百二十五種爲左使主治病以應地多毒不可久服欲除寒熱邪氣破積聚愈疾者本下經

石灰　礜石　鉛丹　粉錫錫鏡鼻

戎鹽大鹽鹵鹽　白堊　冬灰

青琅玕 右玉石下品八種舊一十二種

附子　烏頭　天雄　半夏

虎掌　鳶尾　大黃　亭歷

桔梗　莨蕩子　艸蒿　旋覆花

藜蘆　鉤吻　射干　蛇合

恒山　蜀漆　甘遂　白斂
青葙子　雚菌　白及　大戟
澤漆　茵芋　貫衆　蕘華
牙子　羊躑躅　商陸　羊蹄
萹蓄　狼毒　白頭翁　鬼臼
羊桃　女青　連翹　閭茹
烏韭　鹿藿　蚤休　石長生
陸英　藎艸　牛萹　夏枯艸
芫華 右艸下品四十九種舊四十八種
巴豆　蜀茮　皁莢　栁華
楝實　郁李仁　莽艸　雷丸
桐葉　梓白皮　石南　黄環

溲疏　鼠李　藥實根　欒華

蔓荊右木下品一十七種舊一十八種

豚卵　麋脂　鼺鼠　六畜毛蹄甲右獸

下品四種舊同

蝦蟆　馬刀　蛇蛻　邱蚓

蠐螬　吳蚣　水蛭　班苗

貝子　石蠶　雀甕　蜣螂

螻蛄　馬陸　地膽　鼠婦

熒火　衣魚　伏翼右蟲魚下品一十九種舊一十八種

桃核仁　杏核仁右木下品二種舊同

腐婢右米穀下品一種舊同

苦瓠　水靳右菜下品二種舊同

彼子（右一種未詳）

序例白字

佚文

附吳普本艸

石灰味辛溫主疽瘍疥搔熱氣惡創癩疾死肌墮眉殺痔蟲去黑子息肉一名惡疢生山谷

名醫曰一名希疢生中山

按惡灰疑當爲堊灰希石聲之緩急

礜石味辛大熱主寒熱鼠瘻蝕創死肌風痹腹中堅一名青分石一名立制石一名固羊石（御覽引云除熱殺百獸大觀本作黑字）出山谷

吳普曰白礜石一名鼠鄉神農岐伯辛有毒桐君有毒黃帝甘有毒李氏云或生魏興或生少室十二月採（御覽引云一名太白一名

澤乳一名食鹽又云李氏大寒主溫熱

名醫曰一名白礜石一名太白石一名澤乳一名食鹽生漢中及少室采無時

案說文云礜毒石也出漢中西山經云皋塗之山有白石焉其名曰礜可以毒鼠范子計然云礜石出漢中色白者善淮南子地形訓云白天九百歲生白礜高誘云白礜礜石也又說林訓云人食礜石而死蠶食之而肥高誘云礜石出陰山一曰能殺鼠案西山經云毒鼠卽治鼠瘻也

鉛丹味辛微寒主土逆胃反驚癇瘨疾除熱下氣鍊化還成九光久服通神明御覽引作吐下云久服成仙生平澤

名醫曰一名鉛華生蜀郡

案說文云鉛青金也陶宏景云卽今熬鉛所作黃丹也

粉錫味辛寒主伏尸毒螫殺三蟲一名解錫錫鏡鼻主女子血閉癥瘕伏腸絕孕生山谷舊作二種今并

名醫曰生桂陽

案說文云錫銀鉛之閒也

代赭味苦寒主鬼注賊風蠱毒殺精物惡鬼腹中毒邪氣女子赤沃漏下一名須丸生山谷

名醫曰一名血師生齊國赤紅青色如雞冠有澤染爪甲不渝者良采無時

案說文云赭赤土也北山經云少陽之山其中多美赭管子地數篇云山上有赭者其下有鐵范子計然云石赭出齊郡赤色者善蜀赭出蜀郡據元和郡縣志云少陽山在交城縣其地近代也

戎鹽主明目目痛益氣堅肌骨去毒蠱大鹽令人吐御覽引云主腸胃結熱大觀本作黑字鹵鹽味苦寒主大熱消渴狂煩除邪及下蠱毒柔肌膚御覽引云一名寒石明目益氣生池澤舊作三種今并

名醫曰戎鹽一名胡鹽生胡鹽山及西羌北地酒泉福祿城東南角北海青南海赤十月采大鹽生邯鄲又河東鹵鹽生河東鹽池

案說文云鹽鹹也古者宿沙初作煮海鹽鹵西方鹹地也从西省象鹽形安定有鹵縣東方謂之斥西方謂之鹵鹽河東鹽池袤五十一里廣七里周百十六里北山經云景山南望鹽販之澤郭璞云卽解縣鹽池也今在河東猗氏縣案在山西安邑運城

白堊味苦溫主女子寒熱癥瘕目閉積聚生山谷

吳普曰白堊一名白蟮一切經音義
名醫曰一名白善生邯鄲采無時
案說文云堊白涂也中山經云蔥聾之山是多白堊
冬灰味辛微溫主黑子去肬息肉疽蝕疥搔一名藜灰生川澤
名醫曰生方谷
青琅玕味辛平主身痒火創癰傷疥搔死肌一名石珠生平澤
名醫曰一名青珠生蜀郡采無時
案說文云琅玕似珠者古文作𤤽禹貢云雍州貢璆琳琅玕
鄭云琅玕珠也
右玉石下品九種舊十二種粉錫錫鏡鼻爲二戎鹽大鹽鹵
鹽爲非三攷當各爲一
附子味辛溫主風寒欬逆邪氣溫中金創破癥堅積聚血瘕寒

溼踒御覽作痿躄拘攣厀痛不能行步御覽引云爲百藥之長大觀本作黑字生山谷

吳普曰附子一名莨神農辛岐伯雷公甘有毒李氏苦有毒大溫或生廣漢八月采皮黑肥白御覽

名醫曰生犍爲及廣漢東月采爲附子春采爲烏頭御覽

案范子計然云附子出蜀武都中白色者善

烏頭味辛溫主中風惡風洗洗出汗除寒溼痹欬逆上氣破積聚寒熱其汁煎之名射罔殺禽獸一名奚毒一名卽子一名烏喙生山谷

吳普曰烏頭一名莨一名千狄一名毒公一名卑負御覽作果負一名耿子神農雷公桐君黃帝甘有毒正月始生葉厚莖方中空葉四四相當與蒿相似

又云烏喙神農雷公桐君黃帝有毒李氏小寒十月采形如

烏頭有兩岐相合如烏之喙名曰烏喙也所畏惡使盡與烏頭同一名莿子一名茛神農岐伯有大毒李氏大寒八月采陰乾是附子角之大者畏惡與附子同御覽大觀本節文

名醫曰生朗陵正月二月采陰乾長三寸已上爲天雄

按說文云莿烏喙也爾雅云芨堇艸郭璞云卽烏頭也江東呼爲堇茈子計然云烏頭出三輔中白者善國語云驪姬置堇于肉韋昭云堇烏頭也淮南子主術訓云莫凶于雞毒高誘云雞毒烏頭也按雞毒卽奚毒卽子卽莿子也名醫别出側子條非

天雄味辛溫主大風寒溼痺瀝節痛拘攣緩急破積聚邪氣金創强筋骨輕身健行一名白幕御覽引云長陰氣强志令人武勇力作不倦大觀本作黑字

生山谷

名醫曰生少室二月采根陰乾
案廣雅云蘸奚毒附子也一歲爲萴子二歲爲烏喙三歲爲附子四歲爲烏頭五歲爲天雄淮南子繆稱訓云天雄烏喙藥之凶毒也良醫以活人

半夏味辛平主傷寒寒熱心下堅下氣喉咽腫痛頭眩胷張欬逆腸鳴止汗一名地文一名水玉已上八字元本黑生川谷
吳普曰半夏一名和姑生微邱或生野中葉三三相偶二月始生白華員上御覽
名醫曰一名示姑生槐里五月八月采根暴乾
案月令云二月半夏生范子計然云半夏出三輔色白者善列仙傳云赤松子服水玉以教神農疑卽半夏別名

虎掌味苦溫主心痛寒熱結氣積聚伏梁傷筋痿拘緩利水道

生山谷

吳普曰虎掌神農雷公苦無毒岐伯桐君辛有毒立秋九月采之御覽引云或生太山或宛朐

名醫曰生漢中及宛句二月八月采陰乾

案廣雅云虎掌瓜屬也

鳶尾味苦平主蠱毒邪氣鬼注諸毒破癥瘕積聚去水下三蟲

生山谷

吳普曰鳶尾治蠱毒御覽

名醫曰一名烏園生九疑山五月采

案廣雅云鳶尾烏萐射干也疑當作鳶尾烏園也烏翣射干也是二物唐本注云與射干全別

大黃味苦寒主下瘀血血閉寒熱破癥瘕積聚留飲宿食蕩滌

腸胃推陳致新通利水穀御覽此下有道字調中化食安和五臟生山谷

吳普曰大黃一名黃良一名火參一名膚如神農雷公苦有毒扁鵲苦無毒李氏小寒爲中將軍或生蜀郡北部或隴西二月花生生黃赤葉四四相當黃莖高三尺許三月華黃五月實黑三月采根根有黃汁切陰乾御覽

名醫曰一名黃良生河西及隴西二月八月采根火乾

案廣雅云黃良大黃也

亭歷舊作葶藶御覽作亭歷味辛寒主癥瘕積聚結氣飲食寒熱破堅一名大室一名大適生平澤及田野

名醫曰一名下歷一名蕈蒿生藁城立夏後采實陰乾得酒良

案說文云葶亭歷也廣雅云狗薺大室亭藶也爾雅云葶亭
歷郭璞云實葉皆似芥淮南子繆稱訓云亭歷愈張西京雜
記云亭歷死於盛夏
桔梗味辛微溫主胷脅痛如刀刺腹滿腸鳴幽幽驚恐悸氣御覽
引云一名利如大觀本作黑字生山谷
吳普曰桔梗一名符扈一名白藥一名利如一名梗艸一名
盧如神農醫和苦無毒扁鵲黃帝鹹岐伯雷公甘無毒李氏
大寒葉如薺苨莖如筆管紫赤二月生御覽
名醫曰一名利如一名房圖一名白藥一名梗艸一名薺苨
生嵩高及冤句二八月采根暴乾
案說文云桔桔梗藥名廣雅云犂如桔梗也戰國策云今求
柴胡及之睪黍梁父之陰則郄車而載耳桔梗于沮澤則累

世不得一焉爾雅云苨菧苨郭璞云薺苨據名醫云是此別
名下又出薺苨條非然陶宏景亦別爲二矣

莨蕩子味苦寒主齒痛出蟲肉痺拘急使人健行見鬼多食令
人狂走久服輕身走及奔馬强志益力通神一名横唐生川谷

名醫曰一名行唐生海濱及雍州五月采子

案廣雅云慈萍蘭薚也陶宏景云今方家多作狼蓎舊作菪
案說文無菪蓎字史記淳于意傳云菑川王美人懷子而不
乳飲以莨薚藥一撮本艸圖經引作浪蕩是

艸蒿味苦寒主疥搔痂痒惡創殺蝨留熱在骨節閒明目一名
靑蒿一名方潰生川澤

名醫曰生華陰

案說文云蒿菣也菣香蒿也或作藍爾雅云蒿菣郭璞云今

人呼青蒿香中炙啖者爲菣史記司馬相如傳菴藺注漢書
音義曰菴藺蒿也陶宏景云卽今青蒿
旋復花味鹹溫主結氣脅下滿驚悸除水去五藏間寒熱補中
下氣一名金沸艸一名盛椹生川谷
名醫曰一名戴椹生平澤五月采花日乾二十日成
案說文云蕧盜庚也爾雅云蕧盜庚郭璞云旋復似菊
藜蘆御覽作黎蘆味辛寒主蠱毒欬逆洩利腸澼頭瘍疥搔惡創殺
諸蠱毒去死肌一名葱苒生山谷
吳普曰藜蘆一名葱葵一名豐蘆一名蕙葵御覽引云一名山葱一名公苒
神農雷公辛有毒御覽引云黃帝有毒岐伯鹹有毒李氏太寒大毒扁
鵲苦有毒大寒葉根小相連御覽引云二月采根
名醫曰一名葱菼一名山葱生太山三月采根陰乾

案廣雅云藜蘆葱𦺇也范子計然云藜蘆出河東黃白者善
爾雅云茖山葱疑非此

鉤吻（御覽作䏲）味辛溫主金創乳痓中惡風欬逆上氣水腫殺鬼注（舊作疰御覽作注是）蠱毒一名野葛生山谷

吳普曰秦鉤吻一名毒根一名野葛神農辛雷公有毒殺人生南越山或益州葉如葛赤莖大如箭方根黃或生會稽東冶正月采（御覽）

名醫曰生傅高山及會稽東野

案廣雅云莨鉤吻也淮南子說林訓云蝮蛇螫人傅以和堇則愈高誘云和堇野葛毒藥博物志云鉤吻毒桂心葱葉沸解之陶宏景云或云鉤吻是毛莨沈括補筆談云閩中人呼爲吻莽亦謂之野葛嶺南人謂之胡蔓俗謂之斷腸艸此艸

人間至毒之物不入藥用恐本艸所出別是一物非此鉤吻也

射干味苦平主欬逆上氣喉痺咽痛不得消息散急氣腹中邪逆食飲大熱一名烏扇一名烏蒲生川谷

吳普曰射干一名黃遠也御覽

名醫曰一名烏翣一名烏吹一名艸薑生南陽田野三月三日采根陰乾

案廣雅云鳶尾烏萐射干也荀子勸學篇云西方有木焉名曰射干莖長四寸范子計然云射干根如口口口安定

蛇合原注云合是含字味苦微寒主驚癇寒熱邪氣除熱金創疽痔鼠瘻惡創頭瘍一名蛇銜生山谷

名醫曰生益州八月采陰乾

按本艸圖經云或云是雀瓢卽是蘿摩之別名據陸璣云芄蘭一名蘿摩幽州謂之雀瓢則卽爾雅雚芄蘭也唐本艸別出蘿摩條非又見女青

恆山（舊作常山御覽作恆山是）味苦寒主傷寒寒熱熱發溫瘧鬼毒胷中痰結吐逆一名互艸生川谷

吳普曰恆山一名漆葉神農岐伯苦李氏大寒桐君辛有毒二月八月采

名醫曰生益州及漢中八月采根陰乾

案後漢書華陀傳云陀授以漆葉靑黏散漆葉屑一斗靑黏十四兩以是爲率言久服去三蟲利五藏輕體使人頭不白

蜀漆味辛平主瘧及欬逆寒熱腹中癥堅痞結積聚邪氣蠱毒鬼注（舊作疰御覽作蛀）生川谷

吳普曰蜀漆葉一名恆山神農岐伯雷公辛有毒黃帝辛一
經酸如漆葉藍菁相似五月采御覽
名醫曰生江陵山及蜀漢中常山苗也五月采葉陰乾
案廣雅云恆山蜀漆也范子計然云蜀漆出蜀郡
甘遂味苦寒主大腹疝瘕腹滿面目浮腫留飲宿食破癥堅積
聚利水穀道一名主田生川谷
吳普曰甘遂一名主田一名曰澤一名重澤一名鬼醜一名
陵藁一名甘槀一名甘澤神農桐君苦有毒岐伯雷公有毒
須二月八月采御覽
名醫曰一名甘藁一名陵藁一名陵澤一名重澤生中山二
月采根陰乾
案廣雅云陵澤甘遂也范子計然云甘遂出三輔

白斂味苦平主癰腫疽創散結氣止痛除熱目中赤小兒驚癇溫瘧女子陰中腫痛一名兔核一名白艸生山谷

名醫曰一名白根一名崑崙生衡山二月八月采根暴乾

案說文云蘞白蘞也或作䕜毛詩云蘞蔓于野陸璣疏云蘞似栝樓葉盛而細其子正黑如燕薁不可食也幽人謂之烏服其莖葉鬻以哺牛除熱爾雅云萰菟荄郭璞云未詳據玉篇云萰白蘞也經云一名菟核核與荄聲相近卽此矣

青葙子味苦微寒主邪氣皮膚中熱風搔身痒殺三蟲子名艸決明療脣口青一名艸蒿一名萋蒿生平谷

名醫曰生道傍三月三日采莖葉陰乾五月六日采子

案魏略云初平中有青牛先生常服青葙子葙當作箱字

雚菌味鹹平主心痛溫中去長患白瘲蟯蟲蛇螫毒癥瘕諸蟲

一名藋蘆生池澤

名醫曰生東海及渤海章武八月采陰乾

案爾雅云蒩灌茵芝之文選注引作菌聲類云蒩灌茵芝也疑

卽此灌菌或一名蒩一名芝未敢定之

白及御覽作芨味苦平主癰腫惡創敗疽傷陰死肌胃中邪氣賊風

鬼擊痱緩不收一名甘根一名連及艸生川谷

吳普曰神農苦黃帝辛李氏大寒雷公辛無毒莖葉似生薑藜

蘆十月華直上紫赤根白連二月八月九月采

名醫曰生北山及冤句及越山

案隋羊公服黃精法云黃精一名白及亦爲黃精別名今名

醫別出黃精條

大戟味苦寒主蠱毒十二水腫滿急痛積聚中風皮膚疼痛吐

逆一名卭鉅案此無生川澤三字者古或與澤漆爲一條

名醫曰生常山十二月采根陰乾

案爾雅云蕎卭鉅郭璞云今藥艸大戟也淮南子繆稱訓云

大戟去水

澤漆味苦微寒主皮膚熱大腹水氣四肢面目浮腫丈夫陰氣

不足生川澤

名醫曰一名漆莖大戟苗也生太山三月三日七月七日采

莖葉陰乾

案廣雅云黍莖澤漆也

茵芋味苦溫主五藏邪氣心腹寒熱羸瘦如瘧狀發作有時諸

關節風溼痹痛生川谷

吳普曰茵芋一名卑共微溫有毒狀如莽艸而細軟御覽

名醫曰一名莞艸一名卑共生太山三月三日采葉陰乾
貫衆味苦微寒主腹中邪熱氣諸毒殺三蟲一名貫節一名貫
渠一名百頭御覽作白一名虎卷一名扁符生山谷
吳普曰貫衆一名貫來一名貫中一名渠母一名貫鍾一名
伯芹一名藥藻一名扁符一名黃鍾神農岐伯苦有毒桐君
扁鵲苦一經甘有毒黃帝鹹酸一經苦無毒葉黃兩兩相對
莖黑毛聚生冬夏不老四月花八月實黑聚相連卷旁行生
三月八月采根五月采藥御覽
名醫曰一名伯萍一名藥藻此謂艸鴟頭生元山及冤句少
室山二月八月采根陰乾
案說文云萆艸也廣雅云貫節貫衆也爾雅云濼貫衆郭璞
云葉圓銳莖毛黑布地冬夏不死一名貫渠又上云扁符止

郭璞云未詳据經云一名篇符卽此也爾雅當云篇符止濼

貫衆

蕘花味苦平寒主傷寒溫瘧下十二水破積聚大堅癥瘕蕩滌腸胃中留癖飲食寒熱邪氣利水道生川谷

名醫曰生咸陽及河南中牟六月采花陰乾

牙子味苦寒主邪氣熱氣疥搔惡瘍創痔去白蟲一名狼牙生川谷

吳普曰狼牙一名支蘭一名狼齒一名犬牙一名抱子神農黃帝苦有毒桐君或鹹岐伯雷公扁鵲苦無毒生冤句葉青根黃赤六月七月華八月實黑正月八月采根御覽

名醫曰一名狼齒一名狼子一名犬牙生淮南及冤句八月采根暴乾

案范子計然云狼毒出三輔色白者善

羊躑躅味辛溫主賊風在皮膚中淫淫痛溫瘧惡毒諸痹生川谷

吳普曰羊躑躅花神農雷公辛有毒生淮南治賊風惡毒諸邪氣御覽

名醫曰一名玉支生太行山及淮南山三月采花陰乾

案廣雅云羊躑躅英光也古今注云羊躑躅花黃羊食之則死羊見之則躑躅分散故名羊躑躅陶宏景云花苗似鹿葱

商陸味辛平主水張疝瘕痹熨除癰腫殺鬼精物一名薚根一名夜呼生川谷

名醫曰如人形者有神生咸陽

案說文薚艸枝枝相值葉葉相當廣雅云常蓼馬尾蔏陸也

爾雅云遂薚馬尾郭璞云今關西亦呼爲薚江東爲當陸周易夬云莧陸夬夬鄭元云莧陸商陸也蓋薚卽蓫俗字商卽蓫假音

羊蹄味苦寒主頭禿疥搔除熱女子陰蝕御覽此四字作無字一名東方宿一名連蟲陸一名鬼目生川澤

名醫曰名蓄生陳留

案說文云堇艸也讀若釐藋釐艸也芨堇艸也廣雅云堇羊蹄也毛詩云言采其蓫箋云蓫牛蘈也陸德明云本又作蓄陸璣云今人謂之羊蹄陶宏景云今人呼禿菜卽是蓄音之譌詩云言采其蓄案陸英疑卽此艸之花此艸一名連蟲陸又陸英卽蒴藋一名堇也亦苦寒

萹蓄味辛平主浸淫疥搔疽痔殺三蟲御覽引云一名篇竹大觀本無文生山

谷

吳普曰萹蓄一名蓄辯一名萹蔓 御覽

名醫曰生東萊五月采陰乾

案說文云萹萹茿也茿萹茿也薄水萹茿讀若督爾雅云竹萹蓄郭璞云似小藜赤莖節好生道旁可食又殺蟲毛詩云綠竹猗猗傳云竹萹竹也韓詩薄云薄萹茿也石經同

狼毒味辛平主欬逆上氣破積聚飲食寒熱水氣惡創鼠瘻疽蝕鬼精蠱毒殺飛鳥走獸一名續毒生山谷

名醫曰生秦亭及奉高二月八月采根陰乾

案廣雅云狼毒也疑上脫續毒二字中山經云大騩之山有艸焉其狀如蓍而毛青華而白實其名曰蒗服之不夭可以爲腹病

白頭翁味苦溫主溫瘧狂易寒熱癥瘕積聚癭氣逐血止痛療
金瘡一名野丈人一名胡王使者生山谷
吳普曰白頭翁一名野丈人一名奈河艸神農扁鵲苦無毒
生嵩山川谷破氣狂寒熱止痛御覽
名醫曰一名奈河艸生高山及田野四月采
案陶宏景云近根處有白茸狀似人白頭故以爲名
鬼臼味辛溫主殺蠱毒鬼注精物辟惡氣不祥逐邪解百毒一
名爵犀一名馬目毒公一名九臼生山谷
吳普曰一名九臼一名天臼一名雀犀一名馬目公一名解
毒生九眞山谷及冤句二月八月采根御覽
名醫曰一名天臼一名解毒生九眞及冤句二月八月采根
羊桃味苦寒主熛熱身暴赤色風水積聚惡瘍除小兒熱一名

鬼桃一名羊腸生川谷

名醫曰一名萇楚一名御弋一名銚弋生山林及田野二月采陰乾

案說文云萇萇楚銚弋一名羊桃廣雅云鬼桃銚弋羊桃也中山經云豐山多羊桃狀如桃而方莖可以爲皮張爾雅云長楚姚芅郭璞云今羊桃也或曰鬼桃葉似桃華白子如小麥亦似桃毛詩云隰有萇楚傳云萇楚銚弋也陸璣云今羊桃是也葉長而狹華紫赤色其枝莖弱過一尺引蔓於艸上今人以爲汲灌重而善沒不如楊柳也近下根刀切其皮著熱灰中脫之可韜筆管

女青味辛平主蠱毒逐邪惡氣殺鬼溫瘧辟不祥一名雀瓢御覽作翮

吳普曰女青一名霍由祇神農黄帝辛御覽

名醫曰蛇銜根也生朱崖八月采陰乾

案廣雅云女青烏葛也爾雅云雚芄蘭郭璞云雚芄蔓生斷之有白汁可啖毛詩云芄蘭之支傳云芄蘭艸也陸璣云一名蘿摩幽州人謂之雀瓢別錄云雀瓢白汁注蟲蛇毒卽女青苗汁也唐本艸別出蘿摩條非

連翹味苦平主寒熱鼠瘻瘰癧癰腫惡創癭瘤結熱蠱毒一名異翹一名蘭華一名軹一名三廉生山谷

名醫曰一名折根生太山八月采陰乾

案爾雅云連異翹郭璞云一名連苕又名連本艸云

蘭茹御覽作閭是味辛寒主蝕惡肉敗創死肌殺疥蟲排膿惡血除大風熱氣善忘不樂生川谷

吳普曰閭茹一名離樓一名屈居神農辛岐伯酸鹹有毒李氏大寒二月采葉員黃高四五尺葉四四相當四月華黃五月實黑根黃有汁亦同黃三月五月采根黑頭者良御覽

名醫曰一名屈据一名離婁生代郡五月采陰乾

案廣雅云屈居蘆茹也范子計然云閭茹出武都黃色者善

烏韭味甘寒主皮膚往來寒熱利小腸旁光氣生山谷石上

案廣雅云昝邪烏韭也在屋曰昝邪在牆曰垣衣西山經云草荔狀如烏韭唐本注云卽石衣也亦名石苔又名石髮按廣雅又云石髮石衣也未知是一否

鹿藿味苦平主蠱毒女子要腹痛不樂腸癰瘰癧御覽作歷瘍氣生山谷

名醫曰生汶山

案說文云蔍鹿藿也讀若剽廣雅云蔍鹿藿也爾雅云蔨鹿藿其實莥郭璞云今鹿豆也葉似大豆根黃而香蔓延生

蚤休味苦微寒主驚癇搖頭弄舌熱氣在腹中瘨疾癰創陰蝕下三蟲去蛇毒一名蚩休生川谷

名醫曰生山陽及冤句

案鄭樵云蚤休曰螫休曰重樓金線曰重臺曰艸甘遂今人謂之紫河車服食家所用而莖葉亦可愛多植庭院閒

石長生味鹹微寒主寒熱惡創火熱辟鬼氣不祥御覽作辟惡氣不祥鬼毒一名丹艸御覽引云丹沙艸生山谷

吳普曰石長生神農苦雷公辛一經甘生咸陽御覽

名醫曰生咸陽

陸英味苦寒主骨閒諸痹四肢拘攣疼酸厀寒痛陰痿短氣不

足腫生川谷

名醫曰生熊耳及宛句立秋采又曰蒴藋味酸溫有毒一名

堇今本誤作堇一名芨生田野春夏采葉秋冬采莖根

案說文云堇艸也讀若釐芨堇艸也讀若急藋釐艸也廣雅

云鈌盆陸英苺也爾雅云芨堇艸唐本注陸英云此物蒴藋

是也後人不識浪出蒴藋條今注云陸英味苦寒無毒蒴藋

味酸溫有毒既此不同難謂一種蓋其類爾

藎艸味苦平主久欬上氣喘逆久寒驚悸痂疥白秃瘍氣殺皮

膚小蟲生川谷

吳普曰王芻一名黃艸神農雷公曰生太山山谷治身熱邪

氣小兒身熱氣御覽

名醫曰可以染黃作金色生青衣九月十月采

案說文云藎艸也菉王芻也爾雅云菉王芻郭璞云菉蓐也今呼鴟腳莎毛詩云綠竹猗猗傳云菉王芻也唐本注云藎艸俗名菉蓐艸爾雅所謂王芻

牛扁味苦微寒主身皮創熱氣可作浴湯殺牛蝨小蟲又療牛病生川谷

名醫曰生桂陽

案陶宏景云太常貯名扁特或名扁毒

夏枯艸味苦辛寒熱瘰癧鼠瘻頭創破癥散癭結氣腳腫溼痹輕身一名夕句一名乃東生川谷

名醫曰一名燕面生蜀郡四月采

芫華味辛溫主欬逆上氣喉鳴喘咽腫短氣蠱毒鬼瘧疝瘕癰腫殺蟲魚一名去水生川谷舊在木部非

吳普曰芫華一名去水一名敗華一名兒艸根一名黃大戟
神農黃帝有毒扁鵲岐伯苦李氏大寒二月生葉青加厚則
黑華有紫赤白者三月實落盡葉乃生三月五月采華芫花
根一名赤芫根神農雷公苦有毒生邯鄲九月八月采陰乾
久服令人洩可用毒魚御覽亦見圖經節文
名醫曰一名毒魚一名杜芫其根名蜀桑可用毒魚生淮源
三月三日采花陰乾
案說文云芫魚毒也爾雅云杬魚毒郭璞云杬大木子似栗
生南方皮厚汁赤中藏卵果范子計然云芫華出三輔史記
倉公傳臨菑女子病蟯瘕飲以芫花一撮出蟯可數升病已
顏師古注急就篇云郭景純說誤耳其生南方用藏卵果自
別一杬木乃左思所云縣杬杶櫨者耳非毒魚之杬

右艸下品四十九種舊四十八種攷木部芫華宜入此

巴豆味辛溫主傷寒溫瘧寒熱破癥瘕結聚堅積留飲淡癖大腹水張蕩練五藏六府開通閉塞利水穀道去惡內除鬼毒蠱注邪物御覽作鬼毒邪注殺蟲魚一名巴叔舊作椒御覽作菽生川谷

吳普曰巴豆一名巴菽神農岐伯桐君辛有毒黃帝甘有毒李氏主溫熱寒葉如大豆八月采御覽

名醫曰生巴郡八月采陰乾用之去心皮

案廣雅云巴尗巴豆也列僊傳云元俗餌巴豆淮南子說林訓云魚食巴菽而死人食之而肥

蜀茱味辛溫主邪氣欬逆溫中逐骨節皮膚死肌寒溼痹痛下氣久服之頭不白輕身增年生川谷

名醫曰一名巴椒一名蓎藙生武都及巴郡八月采實陰乾

案范子計然云蜀椒出武都赤色者善陸璣云蜀人作茶又見秦椒卽爾雅菉陶宏景云俗呼爲樛

皁莢味辛鹹溫主風痹死肌邪氣風頭淚出利九竅殺精物生川谷

名醫曰生雍州及魯鄒縣如豬牙者良九月十月采陰乾

案說文云莢艸實范子計然云皁莢出三輔上價一枚一錢廣志曰雞栖子皁莢也御覽皁卽艸省文

柳華味苦寒主風水黃疸面熱黑一名柳絮葉主馬疥痂創實主潰癰逐膿血子汁療渴生川澤

名醫曰生瑯邪

案說文云柳小楊也檉河柳也楊木也爾雅檉河柳郭璞云今河旁赤莖小楊又旄澤柳郭璞云生澤中者又楊蒲柳郭

璞云可以爲箭左傳所謂董澤之蒲毛詩云無折我樹杞傳云杞木名也陸璣云杞柳屬也

楝實味苦寒主溫疾傷寒大熱煩狂殺三蟲疥瘍利小便水道生山谷

名醫曰生荆山

案說文云楝木也中山經云其實如楝郭璞云楝木名子如指頭白而黏可以浣衣也淮南子時則訓云七月其樹楝高誘云楝實鳳皇所食今雒城旁有楝樹實秋熟

郁李仁味酸平主大腹水腫面目四肢浮腫利小便水道根主齒齗腫齲齒堅齒一名爵李生川谷

吳普曰郁李一名雀李一名車下李一名棣御覽

名醫曰一名車下李一名棣生高山及邱陵上五月六月采

根

案說文云棣白棣也廣雅云山李雀其鬱也爾雅云常棣棣郭璞云今關西有棣樹子如櫻桃可食毛詩云六月食鬱傳云鬱棣屬劉稹毛詩義問云其樹高五六尺其實大如李正赤食之甜又詩云常棣之華傳云常棣棣也陸璣云奧李一名雀李一曰車下李所在山中皆有其花或白或赤六月中熟大子如李子可食沈括補筆談云晉宮閣銘曰華林園中有車下李三百一十四株薁李一株

莽艸味辛溫主風頭癰腫乳癰疝瘕除結氣疥搔（御覽有疽瘡二字）殺蟲魚生山谷

吳普曰莽艸一名春艸神農辛雷公桐君苦有毒生上谷山谷中或冕句五月采治風（御覽）

名醫曰一名蘋一名春艸生上谷及冤句五月采葉陰乾

案中山經云朝歌之山有艸焉名曰莽艸可以毒魚又葌山有木焉其狀如棠而赤葉可以毒魚爾雅云蘋春艸郭璞云一名芒艸本艸云周禮云翦氏掌除蠹物以莽艸薰之范子計然云莽艸出三輔者善陶宏景云字亦作菵

雷丸（御覽作雷公丸）味苦寒主殺三蟲逐毒氣胃中熱利丈夫不利女子作摩膏除小兒百病（御覽引云一名雷矢大觀本作黑字）生山谷

吳普曰雷丸神農苦黃帝岐伯桐君甘有毒扁鵲甘無毒李氏大寒（御覽引云一名雷實或生漢中八月采）

名醫曰一名雷矢一名雷實生石城及漢中土中八月采根暴乾

案范子計然云雷矢出漢中色白者善

桐葉味苦寒主惡蝕創著陰皮主五痔殺三蟲華主傳豬創飼豬肥大三倍生山谷

名醫曰生桐柏山

案說文云桐榮也梧梧桐木一名櫬爾雅云櫬梧郭璞云今梧桐又榮桐木郭璞云卽梧桐毛詩云梧桐生矣傳云梧桐桼木也

梓白皮味苦寒主熱去三蟲葉擣傳豬創飼豬肥大三倍生山谷

名醫曰生河內

案說文云梓楸也或作梓椅梓也楸梓也櫝楸也爾雅云槐小葉曰榎郭璞云槐當爲楸楸細葉者爲榎又大而皵楸郭璞云老乃皮粗皵者爲楸又椅梓郭璞云卽楸毛詩云椅桐

梓漆傳云椅梓屬陸璣云梓者楸之疏理白色而生子者曰梓梓實桐皮曰椅

石南味辛苦主養腎氣內傷陰衰利筋骨皮毛實殺蠱毒破積聚逐風痹一名鬼目生山谷

名醫曰生華陰二月四月采實陰乾

黃環味苦平主蠱毒鬼注鬼魅邪氣在臧中除欬逆寒熱一名凌泉一名大就生山谷

吳普曰蜀黃環一名生芻一名根韭神農黃帝岐伯桐君扁鵲辛一經味苦有毒二月生初出正赤高二尺葉黃員端大莖葉有汗黃白五月實員三月采根根黃從理如車輻解治蠱毒御覽

名醫曰生蜀郡三月采根陰乾

案蜀都賦有黃環劉逵云黃環出蜀郡沈括補筆談云黃鐶卽今朱藤也天下皆有葉如槐其花穗懸紫色如葛花可作菜食火不熟亦有小毒京師人家園圃中作大架種之謂之紫藤花者是也

溲疏味辛寒主身皮膚中熱除邪氣止遺溺可作浴湯生山谷及田野故邱虛地

名醫曰一名巨骨生熊耳山四月采

案李當之云溲疏一名楊櫨一名牡荆一名空疏皮白中空時時有節子似枸杞子冬日熟色赤味甘苦

鼠李主寒熱瘰癧創生田野

吳普曰鼠李一名牛李御覽

名醫曰一名牛李一名鼠梓一名椑采無時

案說文云楰鼠梓木爾雅云楰鼠梓郭璞云楸屬也今江東有虎梓毛詩云北山有楰傳云楰鼠梓據名醫名鼠梓未知是此否唐本注云一名趙李一名皁李一名烏槎

藥實根味辛溫主邪氣諸痺疼酸續絕傷補骨髓一名連木生山谷

名醫曰生蜀郡采無時

案廣雅云貝父藥實也

欒華味苦寒主目痛淚出傷眥消目腫生川谷

名醫曰生漢中五月采

案說文云欒木似欄山海經云雲雨之山有木名欒黃木赤枝青葉羣帝焉取藥白虎通云諸侯墓樹柏大夫欒士槐沈括補筆談云欒有一種樹生其實可作數珠者謂之木欒即

本艸欒花是也
蔓椒味苦溫主風寒溼痹癧節疼除四肢厥氣膝痛一名家椒
生川谷及邱冢間
名醫曰一名豬椒一名彘椒一名狗椒生雲中采莖根煮釀
酒
案陶宏景云俗呼爲樛以椒薰小不香爾一名稀椒可以蒸
病出汗也
右木下品一十七種舊十八種今移芫華入艸
豚卵味苦溫主驚癇癲疾鬼注蠱毒除寒熱賁豚五癃邪氣攣
縮一名豚顛懸蹄主五痔伏熱在腸腸癰內蝕
案說文云豕小豕也从彖省象形从又持肉以給祭祀篆文
作豚方言云豬其子或謂之豚或謂之豯吴揚之間謂之豬

子

麋脂味辛溫主癰腫惡創死肌寒風溼痹四肢拘緩不收風頭腫氣通湊理一名官脂生山谷

名醫曰生南山及淮海邊十月取

案說文云麋鹿屬冬至解其角漢書云劉向以爲麋之爲言迷也蓋牝獸之淫者也

鼺鼠主墮胎令人產易生平谷

名醫曰生山都

案說文云鸓鼠形飛走且乳之鳥也籀文作鼺廣雅云鵄鵂飛鸓也陶宏景云是鼯鼠一名飛生見爾雅云鼯鼠夷由也

舊作鼺非

六畜毛蹄甲味鹹平主鬼注蠱毒寒熱驚癇癲痓狂走駱駝毛

九良

案陶宏景云六畜謂馬牛羊豬狗雞也蹏即蹢省文

右獸下品四種舊同

蝦蟇味辛寒主邪氣破癥堅血癰腫陰創服之不患熱病生池澤

名醫曰一名蟾蜍一名䵹一名去甫一名苦蠪生江湖五月五日取陰乾東行者良

案說文云蝦蝦蟇也蟆蝦蟆也鼃蝦蟆也鼀光鼀詹諸也其鳴詹諸其皮鼀鼀其行光光或作䵹鼀䵹鼀詹諸也夏小正傳云域也者長股也或曰屈造之屬也詩曰得此䵹鼀言其行䵷鼀蜩鼀詹諸以脰鳴者廣雅云蚥苦蠪胡鼃蝦蟆也爾雅云鼀䵹蟾諸郭璞云似蝦蟆居陸地淮南謂之去蚥又槃

蟆郭璞云蛙類周禮云蟈氏鄭司農云蟈讀爲蜮蜮蝦蟇也
元謂蟈今御所食蛙也月令云仲夏之月反舌無聲蔡邕云
今謂之蝦蟇薛君韓詩注云戚施蟾蜍高誘注淮南子云蟾
蠩蟹也又蟈蝦蟇也又蟾蜍蝦蟇又鼓造一曰蝦蟇抱樸子
內篇云或問魏武帝曾收左元放而桎梏之而得自然解脫
以何法乎抱樸子曰以自解去父血

馬刀味辛微寒御覽有補中二字大觀本黑字主漏下赤白寒熱破石淋殺禽
獸賊鼠生池澤

吳普曰馬刀一名齊盒神農岐伯桐君鹹有毒扁鵲小寒大
毒生池澤江海采無時也御覽

名醫曰一名馬蛤生江湖及東海采無時

案范子計然云馬刀出河東藝文類聚引本經云文蛤表有

文又曰馬刀一曰名蛤則豈古本與文蛤爲一邪

蛇蛻味鹹平主小兒百二十種驚癇瘈瘲癲疾寒熱腸痔蟲毒蛇癇火熬之良一名龍子衣一名蛇符一名龍子單衣一名弓皮生川谷及田野

吳普曰蛇蛻一名龍子單衣一名弓皮一名虵附一名虵筋一名龍皮一名龍單衣御覽

名醫曰一名龍子皮生荊州五月五日十五日取之良

案說文云它蟲也从虫而長象冤曲垂尾形或作蛇蛻蛇蟬所解皮也廣雅云蝮蛸蛻也中山經云來山多空奪郭璞云卽蛇皮脫也

邱蚓味鹹寒主蛇瘕去三蟲伏尸鬼注蠱毒殺長蟲仍自化作水生平土

吳普曰蚯蚓一名白頸螳螾一名附引御覽

名醫曰一名土龍二月取陰乾

案說文云螾側行者或作蚓螼螾也廣雅云蚯蚓蜿蟺引無也爾雅云螼蚓豎蠶郭璞云即蛩蟺也江東呼寒蚓舊作蚯非呂氏春秋淮南子邱蚓出不从虫又說山訓云螾無筋骨之彊高誘注螾一名蜷端也舊又有白頸二字据吳普古本當無也

蠮螉味辛平主久聾欬逆毒氣出刺出汗生川谷

名醫曰一名土蜂生熊耳及牂柯或人屋閒

案說文云蠣蠣蠃蒲盧細要土蜂也或作蜾蠃蜾蠃也廣雅云土蜂蠮螉也爾雅土蜂毛詩云螟蛉有子蜾蠃負之傳云蜾蠃蒲盧也禮記云夫政也者蒲盧也鄭云蒲盧果蠃謂土

蜂也方言云蠭其小者謂之蠮螉或謂之蚴蜕說文無蠮字
或當爲醫

吳蚣味辛溫主鬼注蠱毒噉諸蛇蟲魚毒殺鬼物老精溫瘧去
三蟲御覽引云一名至掌大觀本在水蛭下生川谷

名醫曰生大吳江南赤頭足者良

案廣雅云蝍蛆吳公也

水蛭味鹹平主逐惡血瘀血月閉御覽作水閉破血瘕積聚無子利
水道生池澤

名醫曰一名蚑一名至掌生雷澤五月六月采暴乾

案說文云蛭蟣也蝚蛭蝚至掌也爾雅云蛭蟣郭璞云今江
東呼水中蛭蟲入人肉者爲蟣又蛭蝚至掌郭璞云未詳據
名醫卽蛭也

班苗味辛寒主寒熱鬼注蠱毒鼠瘻惡創疽蝕死肌破石癃一名龍尾生川谷

吴普曰斑猫一名斑蚝一名龍蚝一名斑苗一名勝髪一名盤蛩一名晏青神農辛岐伯鹹桐君有毒扁鵲甘有大毒生河内川谷或生水石

名醫曰生河東八月陰取乾

案説文云盤蝥毒蟲也廣雅云盤蝥晏青也名醫别出芫青條非芫晏音相近也舊作猫俗字據吴氏云一名班苗是也

貝子味鹹平主目翳鬼注蠱毒腹痛下血五癃利水道燒用之良生池澤

名醫曰一名貝齒生東海

案說文云貝海介蟲也居陸名猋在水名蜬象形爾雅云貝
小者鰿郭璞云今細貝亦有紫色出日南又蟦小而橢郭璞
云卽上小貝

石蠶味鹹寒主五癃破石淋墮胎內解結氣利水道除熱一名
沙蝨生池澤

吳普曰石蠶亦名沙蝨神農雷公酸無毒生漢中治五淋破
隨內結氣利水道除熱御覽

名醫曰生江漢

案廣雅云沙蝨蝖蜿也淮南萬畢術云沙蝨一名蓬活一名
地脾御覽蟲豸部引李當之云類蟲形如老蠶生附石廣志
云皆蝨蝨色赤大過蟣在水中入人皮中殺人與李似不同

雀甕味甘平主小兒驚癇寒熱結氣蠱毒鬼注一名躁舍

名醫曰生漢中采蒸之生樹枝閒蛄蟖房也八月取

案說文云蛄蛄斯黑也爾雅云螺蛄蟖郭璞云蛓屬也今青州人呼蛓爲蛄蟖按本經名爲雀甕者甕與蛹音相近以其如雀子又如繭蟲之蛹因呼之

蜣蜋味鹹寒主小兒驚癇瘈瘲腹張寒熱大人𤺄疾狂易一名蛣蜣火熬之良生池澤

名醫曰生長沙五月五日取蒸藏之

案說文云螂渠螂一曰天杜廣雅云天杜蜣蜋也爾雅云蛣蜣蜣蜋郭璞云黑甲蟲噉糞土玉篇蜣蜋同說文無蜣字渠螂卽蛣蜣音之緩急

螻蛄味鹹寒主產難出肉中刺御覽作刺在肉中潰癰腫下哽噎御覽作咽解毒除惡創一名蟪蛄御覽作蟪蛄一名天螻一名螜夜出者良生

平澤

名醫曰生東城夏至取桑乾

案說文云蠱螻蛄也螻螻蛄也蛄螻蛄也廣雅云炙鼠津姑螻蜮蟓蛉蛞螻螻蛄也夏小正云三月螜則鳴螜天螻也爾雅云螜天螻郭璞云螻蛄也淮南子時則訓云孟夏之月螻蟈鳴高誘云螻螻蛄也方言云蛄詣謂之杜格螻螲謂之螻蛞或謂之蟓蛉南楚謂之杜狗或謂之蛞螻陸璣詩疏云本艸又謂螻蛄爲石鼠今無文

馬陸味辛溫主腹中大堅癥破積聚息肉惡創白禿一名百足生川谷

吳普曰一名馬軸御覽

名醫曰一名馬軸生元菟

案說文云蠲馬蠲也从虫罒益聲勹象形明堂月令曰腐艸爲蠲廣雅云蛆蝶馬蝬馬蚿也又馬踐蠽蛆也爾雅云蛝馬踐郭璞云馬蠲勺俗呼馬蝬淮南子時則訓云季夏之月腐艸化爲蚈高誘云蚈馬蚿也幽冀謂之秦渠又氾論訓云蚈足衆而走不若蛇又兵略訓云若蚈之足高誘云蚈馬蠸也方言云馬蚿北燕謂之蛆渠其大者謂之馬蚰博物志云馬蚿一名百足中斷成兩段各行而去

地膽味辛寒主鬼注寒熱鼠瘻惡創死肌破癥瘕墮胎一名蚖青生川谷

吳普曰地膽一名元青一名杜龍一名青虹 御覽

名醫曰一名青蛙生汶山八月取

案廣雅云地膽蚍蛪青蓋青蠵也陶宏景云狀如大馬蟻有

翼僞者卽班猫所化狀如大豆

鼠婦味酸溫主氣癃不得小便婦人月閉血瘕癇痓寒熱利水道一名負蟠一名蛜威生平谷

名醫曰一名蜲蟠生魏郡及人家地上五月五日取

案說文云蛜蛜威委黍委黍鼠婦也蟠鼠負也爾雅云蟠鼠負郭璞云瓮器底蟲又蛜威委黍郭璞云舊說鼠婦别名毛詩云伊威在室傳云伊威委黍也陸璣云在壁根下甕底中生似白魚

熒火味辛微溫主明目小兒火創傷熱氣蠱毒鬼注通神一名夜光御覽引云一名熠燿一名卽炤大觀本作黑字生池澤

吳普曰熒火一名夜照一名熠燿一名救火一名景天一名據火一名挾火藝文類聚

名醫曰一名放光一名熠燿一名卽炤生階地七月七日收陰乾

案說文云粦兵死及牛馬之血爲粦鬼火也从炎舛爾雅云熒火卽炤郭璞云夜飛腹下有火毛詩云熠燿宵行傳云熠燿燐也燐螢火也月令云季夏之月腐艸化爲螢鄭元云螢飛蟲螢火也据毛萇以螢爲粦是也說文無螢字當以粦爲之爾雅作熒亦是舊作螢非又按月令腐艸爲螢當是蠲字假音

衣魚味鹹溫無毒主婦人疝瘕小便不利（御覽作泄利）小兒中風（御覽作頭風）項强（御覽作彊）背起摩之一名白魚生平澤

吳普曰衣中白魚一名蟫（御覽）

名醫曰一名蟫生咸陽

案說文云蟫白魚也廣雅云白魚蛃魚也爾雅云蟫白魚郭璞云衣書中蟲一名蛃魚

右蟲魚下品一十八種舊同

桃核仁味苦平主瘀血血閉瘕邪殺小蟲桃花殺注惡鬼令人好顏色桃梟微溫主殺百鬼精物初學記引云梟桃在樹不落殺百鬼桃毛主下血瘕寒熱積寒無子桃蠹殺鬼邪惡不祥生川谷

名醫曰桃核七月采取仁陰乾花三月三日采陰乾桃梟一名桃奴一名梟景是實著樹不落實中者正月采之桃蠹食桃樹蟲也生太山

案說文云桃果也玉篇云桃毛果也爾雅云桃李醜核郭璞云子中有核仁孫炎云桃李之實類皆有核

杏核仁味甘溫主欬逆上氣雷鳴喉痹下氣產乳金創寒心賁

豚生川谷

名醫曰生晉山

案說文云杏果也管子地員篇云五沃之土其木宜杏高誘注淮南子云杏有竅在中

右果下品二種舊同

腐婢味辛平主痎瘧寒熱邪氣洩利陰不起病酒頭痛生漢中

吳普曰小豆花一名腐婢舊作付月誤神農甘毒七月采陰乾四十日治頭痛止渴御覽

名醫曰生漢中即小豆花也七月采陰乾

右米穀下品一種舊同

苦瓠味苦寒主大水面目四肢浮腫下水令人吐生川澤

名醫曰生晉地

案說文云瓠匏匏瓠也廣雅云匏瓠也爾雅云瓠棲瓣毛詩云瓠有苦葉傳云匏謂之瓠又九月斷壺傳云壺瓠也古今注云瓠壺蘆也壺蘆瓠之無柄者瓠有柄者又云瓢瓠也其揔曰匏瓠則別名

水蘄味甘平主女子赤沃止血養精保血脈益氣令人肥健嗜食一名水英生池澤

名醫曰生南海

案說文云芹楚葵也近菜類也周禮有芹菹爾雅云芹楚葵郭璞云今水中芹菜字林云琹艸生水中根可緣器又云荶菜似蒜生水中

右菜下品二種舊同

彼子味甘溫主腹中邪氣去三蟲蛇螫蠱毒鬼注伏尸生山谷

舊在唐本退中

名醫曰生永昌

案陶宏景云方家從來無用此者古今諸醫及藥家子不復識又一名羆子不知其形何類也掌禹錫云樹似杉子如檳榔本經蟲部云彼子蘇注云彼字合從木爾雅云彼一名棑

三合合三百六十五種法三百六十五度一度應一日以成一歲倍其數合七百三十名也

掌禹錫曰本艸例神農本經以朱書名醫別錄以墨書神農藥三百六十五種今此言倍其數合七百三十名是併名醫別錄副品而言也則此下節別錄之文也當作墨書矣蓋傳寫濅久朱墨錯亂之所致耳

案禹錫說是也改爲細字

藥有君臣佐使以相宣攝合和宜用一君二臣三佐五使又可一君三臣九佐使也

藥有陰陽配合子母兄弟根莖華實艸石骨肉有單行者有相須者有相使者有相畏者有相惡者有相反者有相殺者凡此七情合和時之當用相須相使者良勿用相惡相反者若有毒宜制可用相畏相殺者不爾勿合用也

藥有酸鹹甘苦辛五味又有寒熱溫涼四氣及有毒無毒陰乾暴乾采造時月生熟土地所出眞僞陳新並各有法

藥性有宜丸者宜散者宜水煮者宜酒漬者宜膏煎者亦有一物兼宜者亦有不可入湯酒者並隨藥性不得違越

欲療病先察其原先候病機五藏未虛六府未竭血脈未亂精神未散服藥必活若病已成可得半愈病勢已過命將難全

若用毒藥療病先起如黍粟病去卽止不去倍之不去十之取去爲度

療寒以熱藥療熱以寒藥飲食不消以吐下藥鬼注蠱毒以毒藥癰腫創瘤以創藥風溼以風溼藥各隨其所宜

病在胷膈以上者先食後服藥病在心腹以下者先服藥而後食病在四肢血脈者宜空腹而在旦病在骨髓者宜飽滿而在夜

夫大病之主有中風傷寒寒熱溫瘧中惡霍亂大腹水腫腸澼下利大小便不通賁豚上氣欬逆嘔吐黃疸消渴留飲癖食堅積癥瘕驚邪癲癇鬼注喉痹齒痛耳聾目盲金創踒折癰腫惡創痔瘻癭瘤男子五勞七傷虛乏羸瘦女子帶下崩中血閉陰蝕蟲蛇蠱毒所傷此大畧宗兆其間變動枝葉各宜依端緒以

取之

右序例白字

本艸經佚文

上藥令人身安命延昇天神仙遨遊上下役使萬靈體生毛羽行廚立至抱朴子內篇引神農經據太平御覽校

中藥養性下藥除病能令毒蟲不加猛獸不犯惡氣不行衆妖并辟抱朴子內篇引神農經

太一子曰凡藥上者養命中者養性下者養病藝文類聚引本艸經

太一子曰凡藥上者養命中藥養性下藥養病神農乃作赭鞭鉤鍘尺制切從六陰陽與太乙外巡字五岳四瀆土地所生艸石骨肉心灰皮毛羽萬千類皆鞭問之得其所能治主當其五味一日二字舊誤作百七十毒太平御覽引本艸經

神農稽首再拜問於太乙子曰曾聞之時壽過百歲而徂落之咎獨何氣使然也太乙子曰天有九門中道最良神農乃從其嘗藥以拯救人命太平御覽引神農本艸

按此諸條與今本經卷上文畧相似諸書所引較本經文多又云是太一子說今無者疑後節之其云藉鞭鉤鍘當是煮辨候製之假音鞭問之卽辨問之無怪說也

藥物有大毒不可入口鼻耳目者卽殺人一曰鉤吻盧氏曰陰地黃精不相連根苗獨生者是也二曰鴟狀如雌雞生山中三曰陰命赤色著木縣其子生海中四曰內童狀如鵝亦生海中五曰鴆羽如雀墨頭赤喙六曰蟜蜥蜥生海中雄曰蟜雌曰蜥也博物志引神農經

藥種有五物一曰狼毒占斯解之二曰巴頭藿汁解之三曰黎盧湯解之四曰天雄烏頭大豆解之五曰班茅戎鹽解之毒菜

害小兒乳汁解先食飲二升（博物志引神農經）

五芝及餌丹砂玉札曾青雄黃雌黃雲母太乙禹餘糧各可單服之皆令人飛行長生（抱樸子內篇引神農四經）

春夏爲陽秋冬爲陰（文選注引神農本艸）

春爲陽陽溫生萬物（同上）

黃精與术餌之却粒或遇凶年可以絕粒謂之米脯（太平御覽引抱樸子神農經）

五味養精神强魂魄五石養髓肌肉肥澤諸藥其味酸者補肝養心除腎病其味苦者補心養脾除肝病其味甘者補肺養脾除心病其味辛者補肺養腎除脾病其味鹹者補肺除肝病故五味應五行四體應四時夫人性生于四時然后命于五行以一補身不死命神以母養子長生延年以子守母除病究年（太平

御覽引養生要畧神農經

案此諸條當是玉石艸木三品前總論而後人節去

附吳氏本艸十二條

龍眼一名益智一名比目齊民要術

鼠尾一名勤一名山陵翹治痢也太平御覽

滿陰實生平谷或圃中延蔓如瓜葉實如桃七月采止渴延年太平御覽

千歲垣中膚皮得薑赤石脂治太平御覽

小華一名結艸太平御覽

木瓜生夷陵太平御覽

穀樹皮治喉閉一名楮太平御覽

櫻桃味甘主調中益氣令人好顏色美志氣一名朱桃一名麥

英也藝文類聚
李核治仆僵花令人好顏色太平御覽
大麥一名積麥五穀之盛無毒治消渴除熱益氣食容爲使麥
種一名小麥無毒治利而不中口太平御覽
跂益人氣太平御覽
暉日一名鴆羽太平御覽
附諸藥制使
唐愼微曰神農本經相使正各一種兼以藥對參之乃有兩
三
玉石上部
玉泉畏款冬花
玉屑惡鹿角

丹砂惡磁石畏鹹水
曾青畏菟絲子
石膽水英爲使畏牡桂菌桂芫花辛夷白
鍾乳蛇牀子爲使惡牡丹牡蒙元石牡蒙畏紫石英蘘艸
雲母澤瀉爲使畏鮀甲及流水
消石口爲使惡苦參苦菜畏女菀
朴消畏麥句薑
芒消石葦爲使惡麥句薑
礬石甘艸爲使畏母蠣
滑石石葦爲使惡曾青、
紫石英長石爲使畏扁青附子不欲鮀甲黃連麥句薑
白石英惡馬目毒公

赤石脂惡大黃畏芫花
黃石脂曾青爲使惡細辛畏蜚蠊
太一餘糧杜仲爲使畏鐵落昌蒲貝母
玉石中部
水銀畏磁石
殷孼惡防巳畏木
孔公孼木蘭爲使惡細辛
湯起石桑螵蛸爲使惡澤瀉菌桂雷丸蛇脫皮畏菟絲子
石膏雞子爲使惡莽艸毒公
凝水石畏地榆解巴豆毒
磁石紫胡爲使畏黃石脂惡牡丹莽艸
元石惡松脂柏子仁菌桂

理石滑石爲使惡麻黃

玉石下部

礜石得火良棘鍼爲使惡虎掌毒公鶩屎細辛水

青琅玕得水銀良畏雞骨殺錫毒

特生礜石得火良畏水

代赭畏天雄

方解石惡巴豆

大鹽漏蘆爲使

艸藥上部

六芝薯預爲使得髮良惡常山畏扁青茵陳

术防風地榆爲使

天門冬垣衣地黃爲使畏曾青

麥門冬地黃車前爲使惡款冬苦瓠畏苦參青蘘

女萎蕤主畏鹵蒙鹹

乾地黃得麥門冬清酒良惡貝母畏無荑

昌蒲秦花秦皮爲使惡地膽麻黃

澤瀉畏海蛤文蛤

遠志得茯苓冬葵子龍骨良殺天雄附子毒畏眞珠蜚廉藜蘆

齊蛤薯預紫芝爲使惡甘遂

石斛陸英爲使惡凝水石巴豆畏白殭蠶雷丸

菊花术枸杞根桑根白皮爲使

甘艸术乾漆苦參爲使惡遠志反甘遂大戟芫花海藻

人參茯苓爲使惡溲疏反藜蘆

牛膝惡熒火龜陸英畏白

細辛曾青東根爲使惡狼毒山茱萸黃耆畏滑石消石反藜蘆

獨活蠡石爲使

柴胡半夏爲使惡皁莢畏女菀藜蘆

菴蕳子荆子薏苡仁爲使

菥蓂子得荆子細辛良惡乾薑苦參

龍膽貫衆爲使惡防葵地黃

菟絲子得酒良薯蕷松脂爲使惡雚菌

巴戟天覆盆子爲使惡朝生雷丸丹參

蒺藜子烏頭爲使

沙參惡防已反藜蘆

防風惡乾薑藜蘆白斂芫花殺附子毒

絡石杜仲牡丹爲使惡鐵落畏菖蒲貝母

黄連黄芩龍骨理石爲使惡菊花芫花元參白鮮皮畏款冬勝
烏頭解巴豆毒
丹參味鹹水反藜蘆
天名精垣衣爲使
決明子蓍實爲使惡大麻子
續斷地黄爲使惡雷丸
芎藭白芷爲使
黄蓍惡龜甲
杜若得辛夷細辛良惡柴胡前胡
蛇牀子惡牡丹巴豆貝母
茜根畏鼠姑
飛廉得烏頭良惡麻黄

薇銜得秦皮良
五味子蓯蓉爲使惡委蕤勝烏頭
艸藥中部
當歸惡藺茹畏菖蒲海藻牡蒙
秦芃昌蒲爲使
黃芩山茱萸龍骨爲使惡葱實畏丹砂牡丹藜蘆
芍藥須丸爲使惡石斛芒消畏石鼈甲小薊反藜蘆
乾薑秦椒爲使惡黃連黃芩天鼠屎殺半夏莨菪毒
藁本畏藺茹
麻黃厚朴爲使惡辛夷石韋
葛根殺野葛巴豆百藥毒
前胡半夏爲使惡皁莢畏藜蘆

貝母厚朴白薇爲使惡桃花畏秦艽礬石莽艸反烏頭
括樓枸杞爲使惡乾薑畏牛膝乾漆反烏頭
元參惡黃耆乾薑大棗山茱萸反藜蘆
苦參元參爲使惡貝母漏蘆菟絲子反藜蘆
石龍芮大戟爲使畏蛇蛻吳茱萸
萆薢薏苡爲使畏葵根大黃柴胡牡蠣前胡
石葦滑石杏仁爲使得菖蒲良
狗脊萆薢爲使惡敗醬
瞿麥蘘艸牡丹爲使惡螵蛸
白芷當歸爲使惡旋復花
紫菀款冬爲使惡天雄瞿麥雷丸遠志畏茵蔯
白鮮皮惡螵蛸桔梗茯苓萆薢

白薇惡黃耆大黃大戟乾薑乾漆大棗山茱萸
紫參畏辛夷
淫羊藿薯蕷爲使
款冬花杏仁爲使得紫菀良惡皁莢消石元參畏貝母辛夷麻
黃黃芩黃連黃耆靑葙
牡丹畏菟絲子
防巳般孽爲使惡細辛畏萆薢殺雄黃毒
女菀畏鹵鹹
澤蘭防巳爲使
地榆得髮良惡麥門冬
海藻反甘艸
艸藥下部

大黃黃芩爲使
桔梗節皮爲使畏白及反龍膽龍眼
甘遂瓜蔕爲使惡遠志反甘艸
葶藶榆皮爲使得酒良惡殭蠶石龍芮
芫花決明爲使反甘艸
澤漆小豆爲使惡薯蕷
大戟反甘艸
鉤吻半夏爲使惡黃芩
藜蘆黃連爲使反細辛芍藥五參惡大黃
烏頭烏喙莽艸爲使反半夏括樓貝母白斂白及惡藜蘆
天雄遠志爲使惡腐婢
附子地膽爲使惡蜈蚣畏防風甘艸黃耆人參烏韭大豆

貫衆雚菌爲使
半夏射干爲使惡皁莢畏雄黄生薑乾薑秦皮龜甲反烏頭
蜀漆括樓爲使惡貫衆
虎掌蜀漆爲使畏莽草
狼牙蕪荑爲使惡棗肌地楡
常山畏玉札
白及紫石英爲使惡理石李核仁杏仁
白斂代赭爲使反烏頭
雚菌得酒良畏雞子
蕳茹甘草爲使惡麥門冬
藎草畏鼠婦
夏枯草土瓜爲使

狼毒大豆爲使惡麥句薑
鬼臼畏衣
木藥上部
茯苓茯神馬閒爲使惡白斂畏牡蒙地榆雄黄秦芃龜甲
杜仲惡蛇蜕元參
柏實牡蠣桂心瓜子爲使畏菊花羊蹄諸石麪麴
乾漆半夏爲使畏雞子
蔓荆子惡烏頭石膏
五加皮遠志爲使畏蛇皮元參
蘗木惡乾漆
辛夷芎藭爲使惡五石脂畏昌蒲蒲黄黄連石膏黄環
酸棗仁惡防己

槐子景天爲使
牡荆實防已爲使惡石膏
木藥中部
厚朴乾薑爲使惡澤瀉寒水石消石
山茱萸蓼實爲使惡桔梗防風防已
吳茱萸蓼實爲使惡丹參消石白堊畏紫石英
秦皮大戟爲使惡茱萸
占斯解狼毒毒
梔子解躑躅毒
秦椒惡括樓防葵畏雌黄
桑根白皮續斷桂心麻子爲使
木藥下部

黄環爲鳶尾爲使惡茯苓防已
石南五加皮爲使
巴豆芫花爲使惡蘘艸畏大黄黄連藜蘆殺班猫毒
欒華決明爲使
蜀椒杏仁爲使畏款冬
溲疏漏蘆爲使
皁莢柏實爲使惡麥門冬畏空青人參苦參
雷丸荔實厚朴爲使惡葛根
獸上部
龍骨得人參牛黄良畏石膏
龍角畏乾漆蜀椒理石
牛黄人參爲使惡龍骨地黄龍膽蜚蠊畏牛膝

白膠得火良畏大黄
阿膠得火良畏大黄
獸中部
犀角松脂爲使惡藋菌雷丸
羖羊角菟絲子爲使
鹿茸麻勃爲使
鹿角杜仲爲使
獸下部
麋脂畏大黄
伏翼莧實雲實爲使
天鼠屎惡白斂白微
蟲魚上部

蜜蠟惡芫花齊蛤
蜂子畏黄芩芍藥牡蠣
牡蠣貝母爲使得甘草牛膝遠志蛇牀良惡麻黄吳茱萸辛夷
桑螵蛸畏旋復花
海蛤蜀漆爲使畏狗膽甘遂芫花
龜甲惡沙參蜚蠊
蟲魚中部
蝟皮得酒良畏桔梗麥門冬
蜥蜴惡硫黄班猫蕪荑
露蜂房惡乾薑丹參黄芩芍藥牡蠣
䗪蟲畏皁莢昌蒲
蠐螬蜚蠊爲使惡附子

鼈甲惡礬石
蟹殺莨菪毒漆毒
鮀魚甲蜀漆爲使畏狗膽甘遂芫花
烏賊魚骨惡白斂白及
蟲魚下部
蜣蜋畏羊角石膏
蛇蜕畏磁石及酒
班貓馬刀爲使畏巴豆丹參空青惡膚青
地膽惡甘艸
馬刀得水良
果上部
大棗殺烏頭毒

果下部

杏仁得火良惡黄耆黄芩葛根解錫胡粉毒畏蘘艸

菜上部

冬葵子黄芩爲使

葱實解藜蘆毒

米上部

麻蕡麻子畏牡蠣白微惡茯苓

米中部

大豆及黄卷惡五參龍膽得前胡烏喙杏仁牡蠣良殺烏頭毒

大麥蜜爲使

右二百三十一種有相制使其餘皆無三十四種續添 案當云三十五種

立冬之日菊卷柏先生時爲陽起石桑螵蛸凡十物使主二百

艸爲之長

立春之日朮蘭射干先生爲柴胡半夏使主頭痛四十五節

立夏之日蜚蠊先生爲人參茯苓使主腹中七節保神守中

夏至之日豕首茱萸先生爲牡蠣烏啄使主四肢三十二節

立秋之日白芷防風先生爲細辛蜀漆使主胷背二十四節原注

右此五條出藥對中義旨淵深非俗所究雖莫可遵用而是主統之本故亦載之

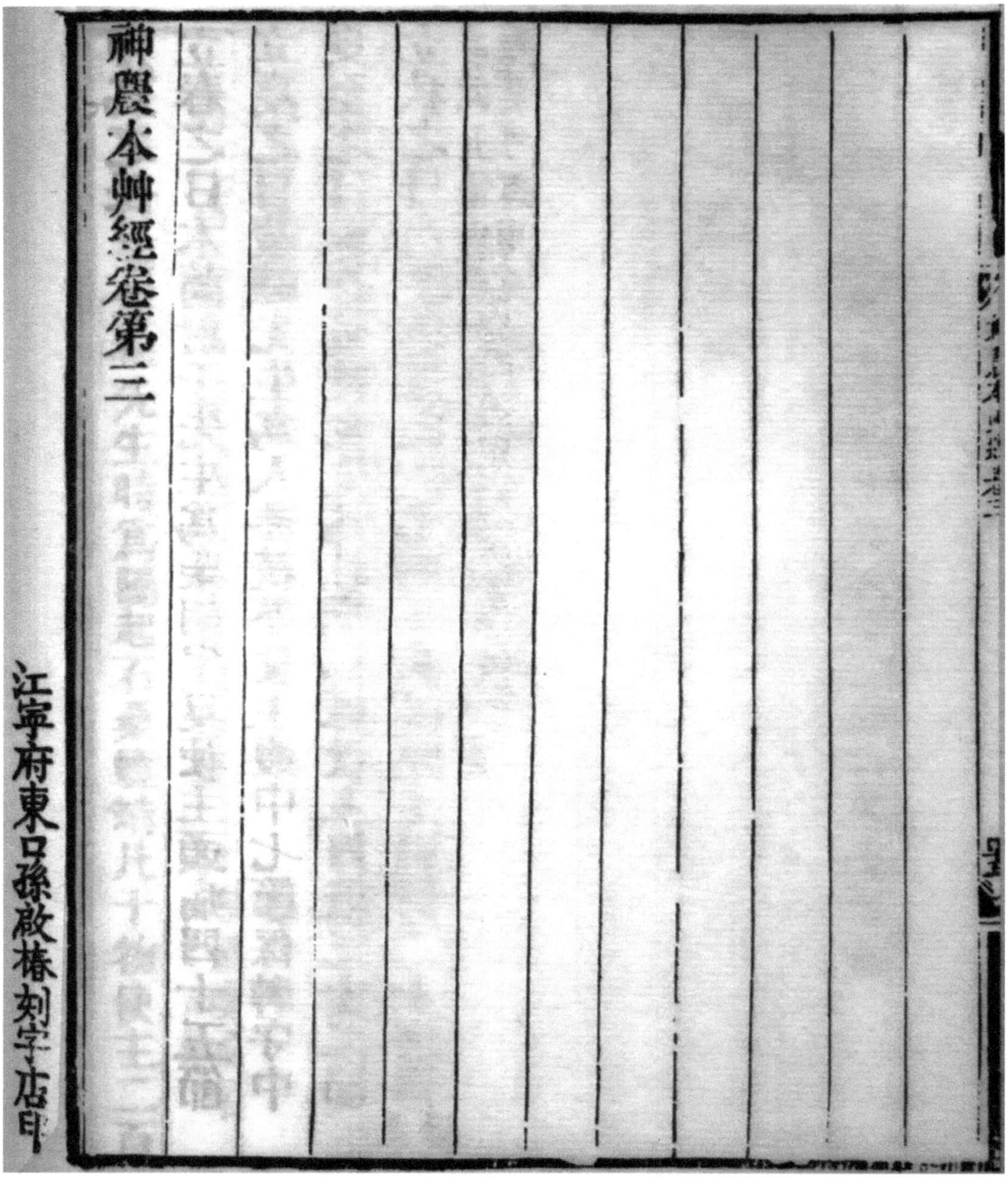

神農本艸經卷第三

江寧府東口孫啟椿刻字店印